PSYCHOTROPES : L'ENQUÊTE

DU MÊME AUTEUR

Affaire Raddad : le vrai coupable, L'Archipel, 2011.

Antidépresseurs : mensonges sur ordonnance, éd. Thierry Souccar, 2010.

Enfants sages sur ordonnance, avec Frédéric Gilbert, Hugo & Cie, 2006.

Antidépresseurs : la grande intoxication, Le Cherche Midi, 2004.

GUY HUGNET

PSYCHOTROPES : L'ENQUÊTE

l'Archipel

www.editionsarchipel.com

Si vous souhaitez recevoir notre catalogue
et être tenu au courant de nos publications,
envoyez vos nom et adresse, en citant
ce livre, aux Éditions de l'Archipel,
34, rue des Bourdonnais 75001 Paris.
Et, pour le Canada,
à Édipresse Inc., 945, avenue Beaumont,
Montréal, Québec, H3N 1W3.

ISBN 978-2-8098-0873-5

Avertissement

Aucun médicament ne doit être arrêté brutalement et sans avis médical.

Avant-propos

Antidépresseurs, tranquillisants, somnifères, neuroleptiques : dans chacune de ces catégories, et depuis des décennies, la France caracole en tête de la consommation mondiale par habitant. Entre 20 à 25 % de nos concitoyens – des femmes pour les deux tiers – avalent plus ou moins régulièrement une ou plusieurs de ces pilules parées à leurs yeux de toutes les vertus. Au total, quelque 200 millions de boîtes sont vendues chaque année dans l'Hexagone. Trois ou quatre fois plus que dans la plupart des pays européens, un coût qui dépasse le milliard d'euros annuel pour la collectivité.

L'utilité de ces médicaments psychotropes[1] (*cf.* annexes p. 227) dans certaines situations – pathologies mentales, urgences, crises aiguës... – n'est pas contestable. Ils ont l'immense mérite de réduire les symptômes des malades mentaux, de soulager la souffrance et l'angoisse humaine, voire de sauver des vies. On leur doit

1. Un médicament psychotrope peut modifier ou altérer l'humeur, les émotions, les sensations, la conscience ou les autres fonctions psychologiques et comportementales. Il est d'origine naturelle ou synthétique. Le terme *psychotrope* signifie littéralement « qui donne une direction (trope) à l'esprit ou au comportement (psycho) ». Aux quatre familles citées plus haut, il convient d'ajouter les psychostimulants et les anorexigènes (coupe-faim).

donc beaucoup. C'est pourquoi seuls les sectes ou les intégristes antimédicaments réclament leur interdiction.

Mais, et c'est là que le bât blesse, il est de notoriété publique que les ordonnances des médecins généralistes regorgent de ces molécules – deux, trois, et bien plus, on le verra – prescrites comme des bonbons dans le but non de traiter des maladies, mais en quelque sorte d'« améliorer l'ordinaire ». Tous les prétextes sont bons pour ingurgiter des cocktails de gélules. Dormir, se réveiller, être stimulé, moins angoissé, moins stressé, plus performant, plus en confiance, mieux concentré, moins timide, pour ne pas perdre pied, ne pas s'endormir au volant, se désinhiber, par peur de l'échec à un examen, à cause d'un chagrin d'amour, d'une rupture, d'un deuil, du chômage, de problèmes familiaux, etc. C'est ainsi que, selon les rapports officiels, 50 % de ceux qui prennent des antidépresseurs ne sont pas dépressifs. Le constat est encore plus flagrant pour les tranquillisants et somnifères et, de plus en plus, pour les neuroleptiques, puissantes drogues dont une seule dose suffit à assommer pendant plusieurs jours un individu normalement constitué.

Quelles peuvent être les répercussions de cette overdose nationale et légale sur le cerveau de millions de gens – des plus jeunes en passant par les femmes enceintes jusqu'aux vieillards – qui ne sont pas à proprement parler malades, ou qui n'ont pas bénéficié d'un diagnostic fiable ? C'est ce que j'ai cherché à savoir en explorant ce continent noir de notre pharmacopée. On a tendance à l'oublier ; pourtant, à l'instar des drogues illégales – cocaïne ou amphétamines, par exemple –, ces chères petites pilules agissent en modifiant la chimie de nos neurones. Pour le meilleur et… pour le pire !

Ma démarche a consisté à identifier les déflagrations provoquées par cette surconsommation de masse. Sur le cerveau (mémoire, dégradation cérébrale), les comportements (agitation, désinhibition, dépersonnalisation…), les accidents de toutes sortes (chutes chez les personnes âgées, notamment), et même les homicides, les suicides – y compris sur le lieu du travail – ou infanticides. Au total, plus de deux ans d'enquête durant lesquels j'ai exhumé des affaires, récentes ou anciennes, françaises ou étrangères, qui bien souvent ont fait la une avant de tomber dans l'oubli. C'est le cas du drame de Vendée et de l'infanticide de Toulouse, en 2010, ou encore de l'énigme de Sceaux, en 1996.

J'ai ensuite épluché les documents des tribunaux, vérifié les analyses toxicologiques, examiné les aspects médico-légaux, interrogé procureurs, avocats, médecins, journalistes, familles, et sollicité l'avis de spécialistes – psychiatres, pharmacologues –, en leur soumettant certains de ces dossiers. Je me suis également appuyé sur la riche documentation fournie par le mensuel *Prescrire* en matière de thérapeutique. Revue indépendante réalisée par quelques bénédictins de la santé, elle fournit aux médecins, depuis plus de trente ans, une information de qualité fondée sur des arguments scientifiques et non industriels, bien souvent enjolivés pour des raisons commerciales. Dès 1997, soit plus de dix ans avant la détonation, *Prescrire* avait mis en garde contre les risques liés au Mediator. Vision prémonitoire qui lui vaut aujourd'hui une large reconnaissance de la part des soignants et des pouvoirs publics. L'ensemble de ces documents, complétés par des articles de presse, m'a permis de reconstituer des parcours de vie et de les restituer au lecteur. Ils constituent la matière de ce livre.

«La France est un pays où la surconsommation de médicaments est flagrante et injustifiée», déclarait Bernard Kouchner, alors secrétaire d'État chargé de la Santé en 1998. La iatrogénie médicamenteuse (c'est-à-dire les ravages provoqués par les médicaments: prescriptions inadaptées, interactions médicamenteuses...), soulignait-il encore, constitue un «grave problème de santé publique». Il aurait pu ajouter: «Une chape de plomb recouvre ce sujet tabou, les médecins craignant les procès comme la peste.» En coulisse, bon nombre de spécialistes ne se privent pas de tirer à boulets rouges sur les ordonnances hasardeuses et pléthoriques de leurs confrères généralistes. Mais, corporatisme oblige, rares sont ceux qui – comme Édouard Zarifian en 1996 ou Boris Cyrulnik en 2008 – osent publiquement tirer la sonnette d'alarme. Résultat: ce sont les patients qui trinquent.

Le scandale du Mediator a provoqué un électrochoc au sein d'une société qui voue un culte à la pharmacopée. Soudain, on s'est rendu compte que les médicaments n'ont pas que des vertus. Qu'ils peuvent aussi tuer. En réalité, le Mediator est l'arbre qui cache la forêt. On estime qu'il a provoqué la mort de 500 à 2000 personnes en trente ans. Or, les médicaments font chaque année entre 10000 et 20000 morts en France. Sombre tableau auquel il faut ajouter les dommages collatéraux à l'origine de plus d'un million de journées d'hospitalisation par an. Une bonne part étant précisément imputable aux psychotropes. À l'étranger – États-Unis, Angleterre, Australie, notamment –, antidépresseurs et autres tranquillisants sont régulièrement mis en cause dans des affaires criminelles. Chez nous, c'est l'omerta. À croire que les dangers s'arrêtent à la frontière.

Bien que la lutte contre cette gabegie médicamenteuse ait été érigée en priorité nationale, rien ne change réellement. Les courbes de consommation des pilules pour « les nerfs » continuent de s'envoler, alors même que bon nombre d'ordonnances – celles que nous produisons, soumises à la critique des experts, le démontrent – sentent la poudre. Et le lecteur découvrira sans doute avec stupéfaction que nos artificiers ne sont guère formés aux munitions qu'ils manient.

Il ne s'agit donc pas ici, au nom d'un moralisme bon teint, de jeter l'opprobre sur ceux qui prennent des médicaments psychotropes, mais plutôt de montrer que le remède peut s'avérer pire que le mal. En 2008, Donald Light, professeur à l'université du New Jersey et auteur d'une étude sur les médicaments en Europe, s'étonnait que les Européens soient « tenus dans l'ignorance de leurs dangers ». « Pourquoi les journaux et programmes d'information télévisés abordent-ils si peu ce sujet ? », s'interrogeait-il[1].

Une lacune que j'ai voulu combler avec cette enquête qui vise à une prise de conscience collective, tout en esquissant les contours d'une consommation nouvelle. Postindustrielle mais validée par la science. Celle d'une écologie du cerveau. Vaste programme !

---

1. « Médicaments dangereux : les Européens tenus dans l'ignorance », Donald Light, *Prescrire*, 15 juillet 2008.

I

Un homme bien

Ce dimanche 30 mai 2010, jour de la Fête des mères, Bernard et Geneviève[1] se réjouissent de recevoir leur fille Sylvie et son charmant mari, le docteur Emmanuel Bécaud, ainsi que leurs quatre petits-enfants : Éloi, 3 ans, Noé, 5 ans, Arthur, 8 ans, et Juliette, 9 ans. Tout ce petit monde turbulent va égayer leur après-midi. Les parents de Sylvie, des retraités, habitent un pavillon dans un bourg des Deux-Sèvres, à la frontière avec la Vendée.

Midi vient de sonner au clocher du village, le déjeuner est prêt, la journée s'annonce radieuse. Il ne reste plus qu'à attendre. Une bise légère caresse les fleurs du jardin. Le ciel est d'un bleu limpide. Un coup bref sonne au clocher : 12 h 30. Ils ne vont pas tarder.

La famille Bécaud habite le village de Pouzauges, à quelques kilomètres de là. Pourtant, à 13 heures, ils ne sont toujours pas arrivés. Bernard passe un coup de fil. Pas de réponse. C'est qu'ils sont en route. Une heure plus tard, même constat : aucune nouvelle de la joyeuse troupe. Cette fois, cela devient franchement inquiétant. Bernard et Geneviève font le tour des hypothèses. Un oubli ? Peu probable. Un accident sur la route ? Ils auraient été prévenus. Emmanuel retenu par une

1. Les prénoms ont été modifiés.

urgence ? Sylvie aurait téléphoné. Pour en avoir le cœur net, Bernard décide de se rendre sur place, à Pouzauges.

Les Bécaud occupent une belle maison moderne sur une colline à la sortie du village. On la repère facilement avec son toit de tuile et son bout de façade en bois peint en rouge. Emmanuel et Sylvie, 34 et 35 ans, tous deux natifs des environs, se sont rencontrés à la faculté de médecine à Poitiers. Ils se marient au cours de l'année 2000. Juliette arrive au monde peu après, puis Arthur. Emmanuel, lui, réalise son rêve : s'installer comme médecin de campagne non loin de la terre de son enfance. Confrontée à la pénurie de médecins, la petite commune de Montourtais lui a proposé un local que le jeune carabin a accepté. Dans la foulée, le couple fait bâtir cette belle maison.

Sur place, Bernard constate que les volets du pavillon sont fermés. Bizarre, se dit-il. Apparemment, il n'y a personne. Le garage est fermé, lui aussi. Ou peuvent-ils bien être ? Un silence pesant émane de cette maison. Bernard possède un double des clés. Il hésite, puis se décide à entrer. Quelques secondes plus tard, il ressort en larmes, épouvanté, comme s'il avait vu le diable lui-même. Le pauvre homme s'empresse d'appeler les secours.

Lorsque les gendarmes poussent la porte de la maison, ils n'en croient pas leurs yeux. Une vision de cauchemar s'offre à eux. C'est d'abord Emmanuel qui est pendu à une cordelette au milieu du salon. Il porte des blessures au pied. À proximité de son corps, une bûche et un couteau ensanglanté. Puis, dans la chambre du couple, ils découvrent Sylvie baignant dans une mare de sang. Elle a été poignardée d'une dizaine de coups de couteau avant d'être égorgée. Le pire, si l'on peut dire, est à venir : un à un, les gendarmes trouvent dans les autres chambres les corps des petits, privés de vie, gisant face contre l'oreiller, le crâne fracassé par une bûche.

Des crimes d'une barbarie inouïe qui suscitent une intense émotion chez les habitants du village. Très vite, une question effleure les lèvres : qui a bien pu commettre de telles horreurs ? Xavier Pavageau, le procureur de la République de Vendée, ouvre une enquête et s'attelle à la tâche. On pense d'abord à un rôdeur psychopathe, ou encore à un fou furieux échappé d'un hôpital psychiatrique. Pourtant, il faut rapidement se rendre à l'évidence. « Aucun élément, constate le procureur, ne laisse penser à une intervention extérieure : pas d'objet disparu, ni de trace d'effraction. » De plus, la maison était verrouillée de l'intérieur. Seule certitude, « il y a eu lutte. Le désordre dans la chambre du couple atteste que Sylvie Bécaud a essayé de se défendre. Un vase brisé a été retrouvé par terre ». Elle porte des plaies aux mains, signe qu'elle a tenté de résister à son meurtrier. Mais qui ? Quand ? Et surtout, pourquoi ?

L'enquête de voisinage apporte quelques éléments de réponse. Emmanuel a été aperçu le vendredi soir vers 22 h 30 sortant ses poubelles. Mais, ensuite, la famille tout entière semble disparaître de la circulation. Un vrai mystère. Personne ne se souvient de les avoir vus. Deuxième indice : selon un autre voisin, les volets sont restés clos toute la journée du samedi. Or, les gendarmes ont trouvé les enfants en pyjama. Vraisemblablement, les crimes ont donc eu lieu le vendredi soir. Ce que les autopsies vont confirmer. Mais, surtout, la scène de crime va parler. Et elle impose une vérité, impensable, monstrueuse : le docteur Emmanuel Bécaud a lui-même massacré les êtres qu'il chérissait le plus au monde avant de mettre fin à ses jours. Dans le village, c'est la stupeur. Les habitants sont en état de choc, les proches anéantis.

« Un acte contre nature », s'insurge aussitôt le maire, Michel Guignard, un architecte. L'élu connaît bien le docteur. Il le rencontrait régulièrement pour discuter de questions sanitaires, de l'agrandissement éventuel de son cabinet. De plus, en tant que maître d'œuvre, c'est lui qui a dessiné les plans de sa maison et surveillé les travaux. À ce titre, il a eu de longues discussions avec le couple. Que pense-t-il d'eux ? Emmanuel, dira-t-il, « c'est un homme bien, la simplicité incarnée, qui savait mettre à l'aise ». Sylvie, « une femme simple également, gentille, catholique pratiquante, très impliquée dans des associations liées à l'école dans laquelle ses enfants étaient scolarisés ».

La grande majorité des témoignages recueillis par le procureur ira dans ce sens. « Un couple uni » qui a fait « un mariage d'amour, ça se voyait à leurs yeux ». « Il adorait ses enfants. » « Il était tellement gentil, calme, posé, facile d'abord. » « Une personne extraordinaire », confiera l'un de ses voisins. « Gentil, simple, dévoué, proche de ses patients. » Tout le contraire d'un meurtrier sanguinaire. Mais alors, comment expliquer cette folie qui semble s'être emparée de lui ?

Les enquêteurs explorent les pistes habituelles. Un problème conjugal caché derrière le vernis des conventions ? Rien ne permet de le penser. Au contraire, le couple apparaît soudé, sans problème particulier. Des ennuis financiers ? Pas davantage. L'activité professionnelle est florissante. Les enfants ? De l'avis général, ils sont équilibrés, épanouis.

Seul point noir dans ce tableau idyllique : le jeune médecin, qui se donnait corps et âme à ses patients, traversait une période de surmenage. Le maire l'avait remarqué : « Il faisait des heures à n'en plus finir. Il m'arrivait de passer devant le cabinet le soir, vers 21 heures, et de constater qu'il était toujours en consultation. » Même son de cloche du côté de la pharmacienne : « Son cabinet était toujours ouvert et il était prêt à résoudre tous les soucis des gens. » Le procureur dresse le même constat. Pour autant, explique-t-il, « le surmenage ne peut être suffisant pour expliquer un tel geste ». Il ajoute : « Nous devons découvrir l'élément déclencheur. »

En France, les tragédies familiales font environ trois cents morts par an. Elles alimentent quotidiennement la rubrique des faits divers avec des titres qui provoquent l'effroi – « Un père a poignardé ses trois enfants », « Un homme élimine sa femme avant de tuer ses deux enfants », « Une femme noie ses bambins et agresse son mari » – avant de sombrer dans l'oubli. Selon les statistiques, les hommes passent plus souvent à l'acte que les femmes – deux tiers des meurtriers sont des pères. Toutefois, cette violence conjugale touche tous les milieux. « La hantise de la séparation peut conduire à de l'acharnement ou à des actes irréversibles », constate le psychiatre Roland Coutanceau. Rupture, jalousie, marasme financier… autant d'éléments déclencheurs qui permettent de s'accrocher à un minimum d'explication. Aussi atroces soient-ils, ces drames restent à l'intérieur des frontières de l'humain.

D'autres, par contre, semblent nous conduire au-delà de ces limites, directement aux portes de l'enfer. Ils restent hermétiquement fermés à l'entendement humain. En août 2005, près de Laval, en Mayenne, un homme de 51 ans massacrait sa femme et ses deux enfants dans le pavillon familial avant de se lacérer les bras, puis la nuque, et de se donner la mort. Un scénario proche de celui de Pouzauges : ni antécédent de violence, ni conflit familial, ni difficultés financières… une énigme totale.

C'est pourquoi le procureur de Vendée met tous ses espoirs dans le résultat des analyses toxicologiques. On a trouvé divers médicaments dans l'armoire à pharmacie de la maison, et jusque dans les poches du médecin : aspirine, anxiolytiques, morphine, ainsi qu'une ordonnance de paroxétine – un antidépresseur plus connu sous le nom de marque Deroxat. Mais ça ne prouve rien. Qu'un médecin ait des médicaments à portée de main, quoi de plus normal ? Ont-ils un lien avec les crimes ? C'est la seule question qui vaille, et seule l'analyse toxicologique peut apporter sur ce point une preuve indiscutable.

Comme souvent en matière criminelle, les résultats se font attendre. Mais, lorsqu'ils arrivent, trois semaines plus tard, ils provoquent un double coup de théâtre. D'une part, parce qu'ils révèlent la présence insoupçonnée de la sertraline – un autre antidépresseur longtemps commercialisé sous le nom Zoloft, avant de devenir un générique. Le procureur précisera que « les doses absorbées étaient normales ». Il ajoutera : « On n'a pas trouvé trace d'un autre médicament dans le sang du médecin. » D'autre part, parce que ce même procureur orientera ses soupçons vers cette molécule, déclarant publiquement qu'« il peut y avoir un lien de causalité entre le médicament et l'acte[1]. » C'est lui qui

1. Guy Hugnet, « Antidépresseurs, un effet meurtrier ? », *Sciences et Avenir*, octobre 2010.

aurait pu déclencher un véritable ouragan dans le cerveau du jeune praticien jusqu'à le conduire à cette folie sanguinaire.

Des propos qui interpellent et suscitent le scepticisme. En effet, comment un médicament supposé soigner les gens pourrait-il pousser au crime ? Question pertinente. Et d'abord, Emmanuel Bécaud était-il dépressif ? Pour certains spécialistes, « c'est une évidence car il avait beaucoup maigri », note le docteur Alain Gérard, psychiatre. La maladie dépressive serait donc responsable de l'acte criminel.

Pourtant, cette hypothèse reste sujette à caution. Elle est intervenue a posteriori, comme pour fournir une explication rationnelle qui nous rassure. C'est souvent le cas dans ce genre d'affaires. La presse titre sur la « dépression » supposée de la personne et on tourne la page. Ce qui évite d'aller chercher plus loin. En réalité, l'entourage du médecin a davantage décrit le docteur Bécaud comme « surmené » et « surinvesti » dans son travail, plutôt qu'abattu. Depuis quelque temps, pour tenter de décompresser, il s'offrait même des plages de repos, fermant son cabinet le mercredi après-midi pour se consacrer à ses enfants et à son potager.

À vrai dire, il est plausible qu'Emmanuel Bécaud, se sentant en perte de vitesse, se soit prescrit un antidépresseur pour faire face, tenir le coup. Rien d'étonnant à cela. Des millions de Français avalent ces molécules pour les mêmes mauvaises raisons. Sans qu'un diagnostic fiable ait été posé. Selon les chiffres officiels, 50 % des prescriptions se font en effet hors indication, c'est-à-dire chez des gens non dépressifs, mais qui ressentent le besoin d'un coup de pouce. Les médecins ne sont pas épargnés, eux qui à longueur de journée voient défiler toute la misère du monde dans leur cabinet.

Pourquoi, comme le commun des mortels, n'éprouveraient-ils pas le besoin de se shooter pour tenir bon ? Selon une enquête, un grand nombre d'entre eux ont pris l'habitude de se soigner eux-mêmes, sans consulter un confrère pour établir un diagnostic. Plus de 80 % se prescrivent leur propre traitement psychotrope[1].

Outre la dépression, une autre thèse a été avancée pour expliquer le massacre de Pouzauges : celle du suicide altruiste. Un expert le définit comme « l'obligation imposée à quelqu'un de tuer ses proches pour les préserver d'un malheur et, ensuite, de se supprimer. La personne, dans sa pathologie, pense que la vie est trop difficile pour elle et sa famille. Et donc, elle préfère mettre fin à leur vie afin d'abréger leurs souffrances ». Chaque être humain a sa part d'ombre. On ne peut donc pas totalement exclure cette hypothèse. Pour autant, elle n'explique pas le déchaînement de violence du médecin envers des êtres qu'il chérissait tant. En revanche, cette folie destructrice apparaît comme la signature des médicaments psychotropes dans de nombreuses affaires d'homicides ou de suicides répertoriées par certains pays – États-Unis, Royaume-Uni, Australie, pays nordiques… –, alors qu'en France, pourtant championne du monde de la consommation par habitant, c'est l'omerta. Or, on va le voir, l'hypothèse du procureur – un lien entre l'antidépresseur et la folie criminelle du docteur Bécaud – n'a rien de farfelu. Bien au contraire !

On s'en doute, Xavier Pavageau ne lance pas une telle accusation au hasard, ni sans avoir mené son enquête

1. A. Chabrol, « Les médecins : des patients pas comme les autres », *Le Magazine de l'Ordre national des médecins*, n° 1, septembre-octobre 2008.

sur la sertraline. Qu'a-t-il découvert ? D'abord, que ce médicament appartient à une illustre famille d'antidépresseurs, apparue au début des années 1990 et dont le célèbre Prozac fut le chef de file. Ce qui signifie que la sertraline, le Prozac et les autres membres de cette famille – Deroxat, Seropram, Seroplex, pour les plus connus – possèdent des propriétés pharmacologiques communes. Sans entrer pour l'instant dans les détails, retenons qu'ils agissent de manière similaire sur le cerveau en augmentant le taux de sérotonine, un messager chimique – neurotransmetteur en langage médical – qui intervient dans les échanges entre les neurones. Propriétés qui sont à la base même de leur succès phénoménal dans le monde occidental. Les fabricants se partagent aujourd'hui un marché mondial estimé à près de 20 milliards de dollars annuel. Pour donner un ordre de comparaison, ce gâteau atteignait à peine le milliard de dollars à la fin des années 1980.

Éblouissante épopée commerciale qui n'aveugle cependant pas le procureur de Vendée, lequel poursuit ses investigations. Et ne tarde pas à découvrir, derrière le conte de fées, un roman noir. Ces « pilules du bonheur » traînent en effet derrière elles une réputation sulfureuse. Toutes ont été impliquées à des degrés divers dans des affaires de violence criminelle. Toutes ont défrayé la chronique, aux États-Unis principalement, mais aussi, à un degré moindre, au Royaume-Uni et en Australie. Alors qu'en France, silence radio. De même que les dizaines de millions de prescriptions de Mediator ont été ternies par les cadavres qui jonchent sa route, celles des antidépresseurs IRS sont assombries par une litanie d'affaires sordides qui entachent leur réputation.

Dès 1994, le procès Joseph T. Wesbecker fait la une des médias américains. Wesbecker, 49 ans, un imprimeur dépressif, a abattu huit de ses collègues et en a blessé douze autres. Il prenait du Prozac depuis peu. C'est la goutte d'eau qui a fait déborder le vase, soutient l'accusation. Mais le verdict innocente la molécule miracle. Victoire! crie le fabricant. Pas pour longtemps. Car, peu après, le juge chargé de l'affaire mettra à nu un accord financier secret conclu entre l'industriel et les nombreux plaignants. De quoi relancer les rumeurs.

Début d'un long cortège d'affaires troublantes – le chanteur Del Shannon, les jeunes garçons Pittman et Matthews, la tuerie du lycée Columbine ou de l'université de l'Illinois – qui vont accompagner la *success story* des antidépresseurs. Aujourd'hui, un site américain spécialisé recense pas moins de quatre mille tragédies impliquant ces traitements[1]. Des informations à prendre avec précaution. Impliqué ne veut pas dire systématiquement responsable. Mais les faits sont là, et encore ces chiffres ne représentent-ils que la partie visible de l'iceberg. Le continent noir tout entier restant englouti. Il est en effet de l'intérêt des industriels d'étouffer dans l'œuf toute velléité de procès et surtout de *class action*, fatale à leur portefeuille. L'agence Bloomberg estimait qu'entre 1992 – date de mise sur le marché du Deroxat – et 2008, le laboratoire Glaxo, son fabricant, avait déboursé près d'un milliard de dollars pour faire face aux poursuites engagées contre son produit. Et surtout les décourager.

Néanmoins, il arrive que certains plaignants persistent et signent, n'hésitant pas à s'engager dans une procédure. Parfois avec succès. Ainsi, en 2001, un jury australien a reconnu l'implication de la sertraline dans l'acte insensé d'un homme de 74 ans qui avait étranglé

1. http://ssristories.com/

sa femme. En Irlande, en 2010, c'est le Seropram qui a été mis en cause dans une horrible affaire d'homicide et de suicide. Au Texas, en 2007, un homme qui a tué sa femme de quarante-sept coups de couteau prenait du Cymbalta, un antidépresseur proche du Prozac. L'entourage avait noté son changement de comportement. En Angleterre (2000), une femme qui avait poignardé un homme lors d'une soirée bien arrosée a été libérée. Son geste a été mis sur le compte du Prozac qu'elle prenait depuis peu. En Alabama, un homme responsable de meurtre a été jugé « non coupable ». Le jury a estimé que la sertraline avait provoqué un état de psychose. Etc.

Parmi toutes ces tragédies, l'une en particulier attire l'attention du procureur de Vendée. Et pour cause : elle ressemble comme deux gouttes d'eau à celle de Pouzauges. C'est l'affaire Don Shell.

Un soir de février 1998, les policiers découvrent, dans un pavillon cossu de la banlieue proche de la ville de Gillette (Wyoming), quatre corps baignant dans leur sang. On pense d'abord à un massacre commis par quelqu'un de l'extérieur. Puis, très vite, l'examen de la scène de crime impose là aussi l'évidence : Don Shell, 60 ans, a abattu sa femme, sa fille et sa petite-fille Alyssa, âgée d'à peine 1 an, avec son Python 357 avant de se suicider. Les enquêteurs n'ont aucune piste. On ne trouve pas de lettre explicative, le couple était uni, sans problème financier majeur. Les voisins peinent à croire que Don Shell ait pu commettre un tel acte. On ne lui découvre aucun antécédent de violence, il adorait sa famille, en particulier la petite Alyssa. C'est comme si le diable s'était soudainement emparé de lui. Un mystère.

Seule l'analyse toxicologique ouvre une piste : le sang de Don Shell contient du Deroxat à dose thérapeutique. Un constat qui conduit les enquêteurs chez le médecin traitant du meurtrier. Lequel confirme : « Oui, il y a deux jours, il est venu me consulter. » Le médecin a diagnostiqué une légère dépression. Il a prescrit du Deroxat qui est venu s'ajouter à un anxiolytique que Don Shell prenait de longue date et que l'on a également retrouvé dans son sang, toujours à dose thérapeutique. Une ordonnance assez banale.

Pourtant, l'affaire va donner lieu à un procès qui s'ouvre le 21 mai 2001 devant la cour fédérale de Cheyenne. Car, aux yeux de la famille, il est tout simplement impossible que Don Shell, seul, soit responsable d'un tel massacre. Elle met en cause le Deroxat et attaque son fabricant, le laboratoire Glaxo, une des plus importantes multinationales pharmaceutiques au monde. « David contre Goliath », « Le pot de terre contre le pot de fer » : le procès fait les gros titres de la presse américaine. Pourtant, en privé, aucun des nombreux journalistes présents ne miserait un kopeck sur les chances de la famille. Ils ont tort. Car, de façon inattendue, en démontrant le lien de causalité entre le médicament et l'acte criminel, la famille va gagner ce procès.

Don Shell présentait-il une tendance au suicide ou à la violence avant de prendre l'antidépresseur ? Sur ce point clé, le témoignage du médecin est très attendu par les jurés. « J'ai fait passer des tests à Don Shell », leur explique-t-il en substance. Les résultats ont montré qu'il « n'avait aucune tendance au suicide ou à l'homicide ». Il est catégorique. À la barre, il confirme également son diagnostic : dépression légère, sans gravité.

Les déclarations du médecin permettent à l'accusation de poser un premier jalon. Mais, à l'évidence, ce n'est pas suffisant pour établir un lien entre le médicament et l'acte criminel. L'accusation développe alors la deuxième phase de son argumentation. Dix ans auparavant, Don Shell a déjà été soigné avec un antidépresseur, le célèbre Prozac, pour des symptômes similaires. Or, peu après avoir pris le médicament, il avait très mal réagi, devenant fortement agité, les mains tremblantes, souffrant de maux de tête. Au point qu'il avait fallu interrompre immédiatement son traitement. Les mêmes causes entraînant les mêmes effets, l'accusation soutient que le Deroxat, possédant des propriétés similaires à celles du Prozac, a rendu Don Shell si agité qu'il a vu rouge et commis l'irréparable.

Lorsqu'ils sont attaqués, les industriels du médicament utilisent systématiquement le même argument : il n'y a pas de preuve scientifique du lien de cause à effet entre le médicament et l'effet provoqué. Jacques Servier, patron du laboratoire éponyme, ne dit pas autre chose quand il affirme devant les parlementaires : « Le Mediator n'a provoqué que trois morts. » Sous-entendu, pour le reste, entre 500 et 2 000 cas estimés par les enquêtes, on ne peut rien prouver, ce sont des élucubrations. En 2004, le géant Merck, confronté à une avalanche de plaintes liées aux effets secondaires du Vioxx – environ 30 000 décès par infarctus dans le monde – a tenu le même discours. Avant d'ouvrir son porte-monnaie et de sortir plusieurs milliards de dollars.

Le procès Don Shell ne déroge pas à la règle. « Des arguties ! », rétorque la défense de Glaxo aux arguments de l'accusation. En réalité, dit-elle, il n'y a pas de lien de cause à effet démontré entre le Deroxat et la folie meurtrière qui s'est emparée de Don Shell. Et elle contre-attaque en affichant devant les yeux des jurés les résultats des études menées sur le Deroxat chez plusieurs milliers de patients. Ils sont très clairement en faveur de leur produit, montrant « un effet bénéfique sur les pensées suicidaires des patients dépressifs, et prévenant même le développement de telles pensées ». Avec de tels arguments scientifiques, l'affaire semble pliée.

C'est alors que l'accusation sort de son chapeau un contre-argument qui retourne complètement les jurés. Devant la défense médusée, elle démontre que parmi les statistiques de l'étude présentée par le laboratoire se cache un sous-groupe de patients qui ont littéralement « pété les plombs » en prenant du Deroxat. Mais, noyés dans la masse des chiffres, ils sont passés inaperçus.

Les faits sont là, têtus, implacables. Les jurés découvrent avec stupéfaction qu'entre 5 et 10 % de ceux qui ont participé à ces études ont été gravement affectés par des effets secondaires très lourds : hallucinations, idées suicidaires, tentatives de suicide, irritabilité, auxquels s'ajoutent des phénomènes de très forte agitation que les spécialistes appellent akathisie. Et cela, parfois, dès la première prise du traitement. Au point que tous ces cobayes ont dû être retirés de l'étude.

Outre une très grande agitation, l'akathisie se caractérise par un sentiment de torture intérieure, une très forte anxiété et l'impossibilité de rester en place. C'est un effet secondaire connu et répertorié d'une autre classe de psychotropes, les neuroleptiques, mais beaucoup moins associé aux antidépresseurs IRS. Elle peut conduire à des actes d'une grande violence à l'égard de soi-même, d'autrui, ou des deux à la fois.

La description de l'état de Don Shell fait « tilt » dans l'esprit du procureur de Vendée. Car, peu avant le drame, ses proches ont décrit le docteur Bécaud comme torturé intérieurement. Son mal-être était palpable. Lui-même s'en est rendu compte puisqu'il a, semble-t-il, voulu changer de traitement. C'est sans doute le sens qu'il faut donner à cette ordonnance de paroxétine (Deroxat) qu'on a retrouvée sur lui.

Aurait-il gagné au change ? Rien n'est moins sûr. Le 6 juin 2001, après délibération, les jurés de la cour fédérale de Cheyenne ont considéré qu'il existait un lien entre le médicament et la folie meurtrière qui avait poussé Don Shell à massacrer sa famille. Le Deroxat « peut pousser certaines personnes à commettre suicide et/ou homicide » et c'est « la raison pour laquelle Don Shell a tué sa femme, sa fille et sa petite-fille avant de retourner l'arme contre lui », ont-ils affirmé. La famille a perçu près de 8 millions de dollars de dommages et intérêts.

C'est donc à la lumière de ces révélations qu'il faut comprendre les propos du procureur de Vendée soupçonnant la sertraline d'avoir poussé au crime le docteur Bécaud. Bien loin d'être isolée, la tuerie de Pouzauges s'inscrit donc, au contraire, dans une longue série impliquant les antidépresseurs IRS, ignorée des médecins français et du grand public.

Reste à comprendre par quels mécanismes pharmacologiques des médicaments supposés soigner quelqu'un peuvent déclencher une telle bourrasque dans le cerveau !

Pour le savoir, nous avons interrogé le professeur Patrick Martin, pharmacologue à l'hôpital Saint-Antoine à Paris, l'un des meilleurs spécialistes français en matière de médicaments psychotropes. Patrick Martin exerce également à l'hôpital Paul-Guiraud de Villejuif, où il intervient chez des grands schizophrènes ou dépressifs dangereux, ayant tué ou menaçant de passer à l'acte. La plupart sont enfermés à vie.

Pour comprendre l'impact des antidépresseurs IRS, il faut se figurer notre boîte crânienne comme une véritable usine en ébullition comprenant des dizaines de milliards de neurones en interconnexion les uns avec les autres. La communication de l'un à l'autre se fait grâce à des messagers chimiques – sortes d'hormones appelées neurotransmetteurs, pour transmission neuronale – qui se trouvent impliqués dans de multiples fonctions et émotions telles que l'humeur, l'anxiété, l'appétit, l'impulsivité, la sexualité, la motricité, etc. On parle couramment par exemple de montée d'adrénaline.

À beaucoup d'égards, notre cerveau ressemble à une galaxie dont on ignore les mystères. On découvre une planète tandis que d'autres se dérobent à notre regard. De même, il existe vraisemblablement des milliers de neurotransmetteurs, mais nous n'en connaissons qu'environ une centaine, les plus importants pour notre propos étant la noradrénaline, la dopamine et la sérotonine.

Dans les années 1960, la communauté scientifique pensait que la dépression était liée à une baisse de noradrénaline dans le cerveau. C'est pourquoi les premiers antidépresseurs visaient principalement à augmenter la quantité de noradrénaline. Changement de décor à partir des années 1970. On considère alors que la dépression provient davantage d'un manque de sérotonine. Sur la base de cette hypothèse, les géants pharmaceutiques se lancèrent dans la quête du Graal. Avec une obsession en tête : découvrir en premier le diamant brut, une molécule agissant spécifiquement sur la sérotonine. L'heureux élu, l'illustre Prozac, décrochera le jackpot et fera l'éblouissante carrière que l'on connaît.

On l'a dit, les antidépresseurs IRS revendiquent une action ciblée sur la sérotonine. Ils en augmentent la quantité disponible dans le cerveau. Les fabricants n'ont pas manqué, pour des raisons de marketing, de mettre en avant cette spécificité d'action, gage selon eux d'efficacité, mais aussi de sécurité d'emploi. Ce qui fait sourire Patrick Martin car, explique-t-il, « le marketing pharmaceutique est réductionniste » et la réalité « différente et bien plus complexe ». Dans les faits, l'action des antidépresseurs sur la sérotonine se révèle plus ou moins « pure », selon les différentes molécules. Et certaines d'entre elles, c'est le cas de la sertraline, ont des propriétés secondaires passées sous silence, mais pourtant susceptibles de provoquer des dégâts considérables. Jusqu'à pousser au crime.

L'affaire du Mediator a montré, si besoin était, que les industriels ne disent pas toujours toute la vérité sur les propriétés de leurs médicaments. Pendant près de trente ans, Servier a réussi à faire passer un dérivé de l'amphétamine – donc anorexigène – pour un antidiabétique. La communauté médicale n'y a vu que du feu. L'histoire des antidépresseurs IRS présente des similitudes avec celle du Mediator.

Dans le rapport détaillé qu'elle a livré sur le Mediator, l'Inspection générale des affaires sociales (IGAS) pointe que les patients qui absorbaient du benfluorex, nom chimique du Mediator, avalaient en réalité de la norfenfluramine, une amphétamine qui avait donné naissance au Pondéral et à l'Isoméride. Ces deux traitements amaigrissants fabriqués par Servier ont été mis sur le marché dans les années 1970 et 1980, puis interdits en 1995 en raison de leur toxicité pour les valves du cœur.

Une grande partie des médicaments que nous absorbons passent par le foie, pour être éliminés ensuite par des processus enzymatiques. De cette transformation peut résulter un composé actif – une sorte d'enfant caché appelé métabolite – en quantité suffisante et parfois aussi puissant que la molécule-mère. C'est ce qui permet à l'IGAS d'affirmer que, « pendant trente-trois ans, tous les patients traités par le Mediator ont en réalité absorbé de la norfenfluramine à doses efficaces ».

Même processus avec les antidépresseurs. Ainsi, la sertraline absorbée par le docteur Bécaud fabrique des métabolites très actifs qui se répandent dans le cerveau, potentialisant l'action d'autres messagers chimiques comme la dopamine. Autrement dit, de véritables bombes à retardement. La cocaïne ou le crack, par exemple, agissent principalement en augmentant le taux de dopamine. D'où le *speed* recherché par ceux qui en consomment.

Du coup, c'est toute notre galaxie cérébrale qui se trouve chamboulée. Car la drogue administrée au départ pour réguler l'humeur se transforme en un psychostimulant puissant qui provoque des effets d'agitation, sévères dans certains cas. Résultat : les barrières habituellement en charge de contrôler nos impulsions se lèvent. Le diable sort de sa boîte. Comme poussée par une force obscure, la personne peut être amenée à commettre l'irréparable. « Le Prozac et d'autres antidépresseurs IRS, dont la sertraline, peuvent entraîner de tels effets », confirme le professeur Patrick Martin. Paradoxe : les pharmacologues, non prescripteurs, le savent mais les médecins généralistes, principaux pourvoyeurs de médicaments, l'ignorent. Alors même que ce mécanisme explique largement les « pétages de plombs » répétés conduisant à des folies criminelles et, nous le verrons, les suicides ou tentatives (beaucoup plus nombreux).

Combien de gens peuvent être affectés par ces phénomènes d'agitation ? D'après le professeur David Healy, psychiatre, l'un des meilleurs spécialistes au monde des antidépresseurs, auteur d'ouvrages de référence sur le sujet, 10 à 30 % de ceux qui prennent des antidépresseurs IRS peuvent être concernés. L'intensité varie d'un individu à l'autre. Tous, heureusement, ne provoquent pas des tornades dans le cerveau. Mais, observe-t-il, « sous IRS, certains patients deviennent hostiles, agressifs, suicidaires, perdent leurs inhibitions. Ils se mettent en tête d'aller acheter des armes. Chacun d'entre nous est sujet à des impulsions qu'il contrôle plus ou moins. Avec ces médicaments comme avec les *street drugs* (cocaïne, crack), les gens n'arrivent plus à contrôler leurs impulsions ». Une description calquée sur le cas dramatique du docteur Bécaud.

Certains voient rouge sans toutefois passer à l'acte. Fin 2011, Nadine, 50 ans, exténuée par la pression au travail, les mauvaises relations avec son employeur, consulte un psychiatre qui lui prescrit un antidépresseur récemment mis sur le marché. Son témoignage est édifiant.

« Trois à quatre jours après, raconte-t-elle, j'avais des hallucinations. La nuit, je criais, j'avais très peur, et je ne pouvais dormir, et il m'est arrivé un matin de me lever et d'avoir une crise de folie, en ouvrant tous les volets et en voulant tout saccager à la maison, tout casser. Si j'avais eu une arme, j'aurais tiré sur tous les voisins. J'ai eu le réflexe d'appeler ma meilleure amie et elle a pu constater l'état dans lequel j'étais, ce matin-là. Elle a tout fait pour me calmer au téléphone et, quand elle est arrivée, elle m'a dit que j'avais comme des fusils dans les yeux. J'avais failli la frapper. » Par chance, son mari fait le lien avec le médicament et l'emmène chez le psychiatre qui change le traitement. « Je n'avais pas été avertie que je pouvais perdre les pédales à ce point. Lui-même ne semblait pas au courant. »

Pensées agressives et actes de violence envers autrui sont fréquents dans nos sociétés, mais rarement perçus et étudiés comme un effet secondaire des médicaments. Partant de ce constat, des chercheurs américains ont tenté d'en savoir plus sur le sujet. À partir des données fournies par l'Agence américaine du médicament (FDA), ils ont examiné les données concernant 1937 rapports de violence disproportionnée – dont 387 homicides, 404 agressions physiques, 896 idéations meurtrières… – entre 2004 et 2009 aux États-Unis. Leur analyse révèle la présence de 31 médicaments parmi lesquels le Champix – en tête de liste –, suivi de 11 antidépresseurs et de 6 tranquillisants et somnifères[1].

À l'Agence française du médicament (Afssaps), on n'ignore pas les dangers de cette famille d'antidépresseurs, surveillée comme le lait sur le feu et objet de nombreuses restrictions et mises en garde depuis vingt ans. Sans impact sur la consommation. Interrogée peu après le drame de Pouzauges, Anne Castot, à l'époque chef du service à la gestion des risques à l'Afssaps, s'est dite « préoccupée ». « Encore un ! », a-t-elle pensé lorsqu'elle a appris la nouvelle.

De fait, confirme-t-elle, « nous avons connaissance de certaines affaires criminelles à l'étranger qui font état d'un lien avec les antidépresseurs, mais ce lien est difficile à démontrer ». Anne Castot avait annoncé la mise en

---

1. « Prescription Drugs Associated with Reports of Violence Towards Others », Thomas J. Moore, Joseph Glenmullen, Curt D. Furberg. http://www.plosone.org/article/info%3Adoi%2F10.1371%2Fjournal.pone.0015337

place, avant la fin de l'année 2010, d'une commission d'experts chargée de réévaluer les risques de violence. Entre-temps, la tornade Mediator a tout emporté sur son passage, reléguant cette initiative indispensable aux oubliettes. L'Afssaps s'est métamorphosée en Agence nationale de sécurité des médicaments et des produits de santé (ASNM), et Anne Castot a été priée d'aller voir ailleurs. Dommage, car elle plaidait en faveur de la création d'un fichier enregistrant toutes les affaires criminelles et leurs données toxicologiques. Ce qui suppose au préalable une modification du code pénal. Autrement dit, ce n'est pas pour demain.

Pourtant, outre les nombreuses affaires criminelles qui assombrissent le brillant succès commercial des antidépresseurs, les indices en faveur d'un lien entre ces médicaments et des accès de violence ne manquent pas. Ainsi, en 2008, l'Afssaps a procédé à une réévaluation de leur balance bénéfices/risques chez l'enfant et le jeune adulte. L'Agence « déconseille leur utilisation » dans cette tranche de population « en raison d'un manque d'efficacité et des risques de suicide et *de violence qui peuvent conduire à des homicides* ». Une recommandation qui laisse penser que ce risque disparaît au moment du passage à l'âge adulte, c'est-à-dire vers vingt-cinq ans. Qui peut le croire ? Pour l'avoir ignoré, le docteur Bécaud et sa famille l'ont payé au prix de leur vie. Ils ne sont sans doute pas les seuls. En Vendée, dans leur petit pavillon, Bernard et Geneviève, eux, restent inconsolables.

2

To be or not to bipolaire

Le 2 novembre 2007, en début d'après-midi, une belle jeune femme habillée de noir s'échappe en voiture du centre de Sydney (Australie) pour rejoindre Watson Bay, situé à une dizaine de kilomètres. Un lieu magique, absolu, où la mer et le ciel se confondent. Deux heures plus tard, après ce qui ressemble à une longue méditation solitaire, la jeune femme se jette du haut de la falaise et met ainsi fin à ses jours.

Le drame, sans doute à cause de la personnalité de la victime, suscite une vive émotion dans le pays. Charmaine Dragun, 29 ans, est en effet une talentueuse journaliste, présentatrice de la chaîne de télévision australienne TEN Channel 10 Network. Une jeune icône des temps modernes à qui la vie semblait ouvrir grand les bras.

Du fait de la popularité de la jeune femme, et face à l'incompréhension liée à son geste, une enquête judiciaire est ouverte. Elle vise à déterminer les raisons qui ont pu pousser Charmaine à une telle extrémité. Un rapport d'experts sera remis au coroner MacPherson de la cour de New South Wales.

Les premiers éléments de l'enquête le confirment : tout semblait réussir à la jeune femme. Après de brillantes études dans une des plus prestigieuses écoles de journalisme d'Australie, elle se distingue à la radio – d'abord récompensée par le titre de Jeune Journaliste de l'année, puis celui du meilleur reportage – avant de rejoindre la télévision. À l'abord de la trentaine, c'est une figure des médias reconnue et appréciée. Pour ses compétences professionnelles, mais aussi pour sa personnalité. Une femme à la fois sociable et pourtant discrète, voire réservée. Rien de commun avec l'ego démesuré de nombreuses starlettes du show-biz ou des médias. Le succès ne semble pas lui avoir tourné la tête.

Même constat du côté de sa vie privée, qui paraît équilibrée. Une famille avec qui elle entretient des liens étroits, des amis fidèles et surtout un jeune homme, Simon, dont elle partage la vie depuis plusieurs années. Tous les deux se connaissent depuis l'adolescence. Bref, aux yeux de beaucoup, Charmaine a tout pour être heureuse.

Néanmoins, l'enquête révèle des zones d'ombre dans son parcours. À l'adolescence, la jeune femme a été soignée pour des problèmes d'anorexie. Peu après, en 1996, soit onze ans avant le drame, son médecin généraliste, la jugeant dépressive, lui a prescrit l'antidépresseur Zoloft.

La drogue ne lui réussit pas très bien. En particulier, phénomène bien connu avec ce type de médicaments, elle anesthésie les émotions. La personne, comme séparée de la vie par un mur de verre, ne ressent plus rien, ou pas grand-chose de ce qui fait le sel de l'existence. « J'ai pris un antidépresseur à une époque où mon couple partait à vau-l'eau, raconte une femme. Mon mari était en train de me quitter, je me faisais un sang d'encre pour mes enfants. Après avoir pris le médicament, je m'en foutais complètement. Il pouvait bien leur arriver n'importe quoi, ça m'était égal. » Un phénomène appelé

« indifférence émotionnelle ». Désemparée, Charmaine consulte un autre médecin qui l'encourage à arrêter le Zoloft. Elle s'exécute et, rapidement, se sent beaucoup mieux. Son entourage la trouve métamorphosée.

Bonheur fugace ! Car, peu après, son humeur s'assombrit à nouveau. Le médecin lui prescrit alors de l'Effexor, un autre antidépresseur. Mais, là encore, Charmaine ne perçoit pas d'amélioration de son état. En novembre 2006, elle consulte à nouveau. Le praticien augmente alors les doses quotidiennes d'Effexor, passant de 75 mg à 112,5 mg. Parallèlement, Charmaine suit une psychothérapie.

En mai 2007, la jeune femme, inquiète, interroge son médecin traitant : « Et si je souffrais en réalité de troubles bipolaires ? » Un état dans lequel la personne alterne des phases de dépression avec des périodes d'exaltation euphorique. Dans un très beau livre – *Rien ne s'oppose à la nuit*[1] –, Delphine de Vigan raconte la vie chaotique, tumultueuse, de sa mère atteinte de troubles bipolaires et qui a fini, elle aussi, par se suicider. Face à Charmaine, le médecin semble perplexe. Il consulte longuement un livre de médecine, lui pose quelques questions et, pour finir, la rassure. « Vous ne correspondez pas aux critères », conclut-il. Charmaine repart, soulagée.

Durant l'été 2007, elle voyage en Europe avec Simon, son compagnon. Elle paraît très heureuse. Mais ça ne dure pas. Dans son journal intime, elle s'épanche sur son mal de vivre, l'absence d'espoir, et fait quelques allusions au suicide. Le médecin augmente de nouveau les doses d'Effexor, passant à 150 mg par jour. Mais, trois semaines plus tard, la voilà de retour dans son cabinet. « Il n'y a pas d'amélioration », se plaint-elle. Le

1. Éditions Lattès, 2011.

médecin l'encourage à persister, expliquant qu'« il faut un peu plus de temps pour que le traitement agisse ».

En septembre 2007, son état s'aggrave à nouveau. Pour la première fois, elle évoque des idées de suicide devant sa mère. Elle redoute également de perdre son travail, alors que rien ne justifie objectivement une telle crainte. Charmaine, très angoissée, consulte un autre psychiatre qui met en doute le diagnostic de dépression. Il évoque la possibilité de troubles bipolaires et propose, dans un courrier adressé au généraliste, que Charmaine consulte le professeur Parker, un éminent spécialiste australien de cette maladie. Mais ni elle ni le généraliste ne donnent suite.

Au contraire, la jeune femme consulte un autre médecin à qui elle confie ses idées suicidaires. Nouvel aiguillage. Cette fois, il recommande l'arrêt progressif d'Effexor et, parallèlement, la prise de Seropram, un autre antidépresseur. Pendant un laps de temps, Charmaine cumulera dans son organisme les deux traitements. Passer d'un médicament psychotrope à un autre se révèle une opération délicate, voire dangereuse. C'est pourquoi les autorités de santé conseillent une période de latence, d'une semaine environ, entre deux traitements. D'une part, dans le cas des antidépresseurs IRS, il s'agit d'éviter que les effets du sevrage de l'un – qui peuvent être violents – ne viennent « percuter » l'action de l'autre. Le patient court le risque de voir s'aggraver les symptômes de dépression. Autre danger : celui de potentialiser les effets des deux molécules produisant ce que les médecins appellent un syndrome[1] sérotoninergique. Peuvent alors apparaître des manifestations brutales, psychiques et physiques

1. Un syndrome est un ensemble de symptômes.

– agitation, confusion, hypomanie et éventuellement coma –, entraînant parfois une hospitalisation, voire le décès. En pratique, que ce soit en Australie, en France ou ailleurs, les médecins appliquent rarement cette règle de prudence élémentaire.

À cette époque, les amis de Charmaine notent qu'elle paraît heureuse, voire euphorique, mais sans véritable raison. En réalité, il s'agit probablement des premiers signes du virage maniaque – l'humeur est exaltée, la personne devient hyperactive – provoqué par les antidépresseurs. Fin octobre, d'autres amis la décrivent comme anxieuse et paniquée, confuse, distraite, semblant se désintéresser des choses. Elle se trouve impliquée dans deux accidents de voiture.

Le 2 novembre au matin, Charmaine conduit Simon à son travail puis rentre chez elle. Un peu plus tard, vêtue de noir comme pour une cérémonie, elle prend sa voiture et roule vers son destin funeste. Sur la falaise, seule face à l'éternité, elle adresse un ultime message à son compagnon – « Simon, je suis désolée pour ce que je vais faire. Mais je n'arrive pas à surmonter mes pensées. Sois sûr que ce n'est la faute de personne, mais seulement la mienne » – et quitte définitivement le monde des vivants.

Cette belle jeune femme à qui la vie semblait sourire, avait-elle vraiment envie de mourir ? Non, répondent les auteurs de l'enquête sur sa mort. Pour eux, « Charmaine pensait que le problème était à l'intérieur d'elle-même », alors qu'en réalité « son état avait été provoqué par l'association des deux médicaments ».

D'après le professeur Parker et deux autres spécialistes, elle-même n'était pour rien dans l'aggravation de ses symptômes d'angoisse et de profond mal-être. Car, pointent-ils, touchant là le fond du problème, le diagnostic de dépression qui avait été porté en 1996 était tout simplement erroné. La jeune et brillante journaliste souffrait en réalité d'un trouble bipolaire, et non de ce qu'on appelle une dépression classique, unipolaire.

Autrefois appelés folie circulaire ou cyclique, puis maladie maniaco-dépressive, les troubles bipolaires se caractérisent par des variations de l'humeur alternant des phases de profonde dépression avec des périodes d'exaltation ou d'hyperactivité, appelées « maniaques » ou « hypomaniaques », ces dernières étant moins violentes que les phases maniaques, qui peuvent mener au délire. « Pendant les phases maniaques, raconte Jean-Noël Génermont, auteur d'un livre dans lequel il retrace sa propre histoire, vous vous sentez "champion du monde", vous dépensez sans compter, vous avez des pouvoirs surnaturels ; et puis, à cette période délirante succède une période dépressive où tout s'arrête : votre pensée se bloque, une indifférence à tout, à commencer par vous, vous saisit ; vous restez au lit des jours entiers, délaissant toute vie sociale, le moindre effort est insurmontable, vous êtes comme pétrifié[1]. » Dans son cas, tout avait basculé lors d'une imprévisible et très forte crise maniaque, suivie six mois après d'une profonde dépression mélancolique. D'après les enquêtes, les cycles thymiques, c'est-à-dire les modifications importantes de l'humeur, varient de quatre à treize mois, les épisodes d'exaltation maniaques étant en général plus courts que les épisodes dépressifs. Entre les deux, une période d'accalmie pendant laquelle tout semble rentrer dans l'ordre.

1. Jean-Noël Génermont et Christian Gay, *Vivre avec des hauts et des bas*, Hachette Littérature, 2002.

Présentée souvent, de manière un peu folklorique, comme la maladie des créateurs, et donc en quelque sorte le triste privilège des artistes – on cite Marilyn Monroe, Virginia Woolf, Byron, Poe, Balzac, Hemingway, Goethe, Berlioz, Schumann… – ou des hommes qui ont fait l'Histoire – Napoléon, Cromwell, Alexandre le Grand, Roosevelt ou Churchill… –, la maniaco-dépression touche en réalité le commun des mortels. On estime qu'elle affecte environ 1 % de la population du globe. L'Organisation mondiale de la santé (OMS) la classe sixième cause mondiale de handicap chez l'adulte jeune. En France, entre 400 000 et 500 000 personnes de plus de 18 ans sont touchées. Mais, et la tragédie de Charmaine le démontre, le problème majeur vient du fait que le diagnostic est porté très tardivement. Que ce soit en Australie, en France ou dans le reste du monde, il faut en moyenne huit à dix ans, et avoir consulté entre cinq et huit médecins, avant que les troubles soient identifiés. Quand ils le sont !

Exercice difficile s'il en est que l'art de la médecine. Comment faire la part, chez quelqu'un de jeune par exemple, entre une exaltation de nature pathologique et un enthousiasme assimilable à une vie intense, vécue passionnément ? La personne fourmille de projets et de créativité. C'est bon signe, se dit-on. Un battant. Selon ses collègues et ses amis, Charmaine dégageait une énergie extraordinaire, certains allant jusqu'à dire qu'elle « rayonnait ». Elle était perçue comme quelqu'un de très enthousiaste, positive, hyper compétente. Très perfectionniste également, rarement satisfaite d'elle-même. Revers de la médaille : en privé, elle confiait à son médecin que son humeur pouvait changer d'une minute à l'autre. « Je peux être heureuse à un moment donné et complètement déprimée l'instant d'après », disait-elle. Des signaux d'appel qui signent un trouble bipolaire, mais que les différents médecins consultés n'ont pas relevés.

Placés en première ligne, on attend des médecins généralistes qu'ils attrapent les bipolaires dans leurs filets. Mais ils n'ont ni le temps ni la formation pour faire le tri entre des signaux parfois difficiles à déchiffrer. « Sans compter, observe le professeur Chantal Henry, l'un des meilleurs spécialistes français, que si une personne consulte alors qu'elle est en phase dépressive, le médecin aura naturellement tendance à porter le diagnostic de dépression. » Aucune raison, en l'absence d'indices particuliers, d'aller fouiller dans les zones d'ombre de la vie de son patient. Dans d'autres cas, selon les symptômes, le médecin penchera pour une schizophrénie ou un trouble de la personnalité. Mais, quel que soit le scénario, il y a de grandes chances qu'il prescrive un traitement inadapté qui risque, on va le voir, de précipiter le malheureux au fond de l'abîme.

C'est d'ailleurs l'une des conclusions à laquelle sont arrivés les auteurs du rapport sur la mort de la jeune journaliste australienne. « L'erreur de diagnostic est la cause principale du suicide de Charmaine », écrivent-ils, reprochant à ses différents médecins de conclure trop rapidement à une dépression simple, sans avoir exploré les « hauts » et les « bas » dont la jeune femme faisait état dans sa vie personnelle. Lourde accusation que le *Sydney Morning Herald* reprendra dans ses colonnes en dressant ce constat glacial : « Les gens meurent du fait que leurs médecins portent un diagnostic de dépression au lieu de maniaco-dépression. »

Des propos qui font écho, en France, à ceux du docteur Jean-Yves Pérol, neuropsychiatre de Clermont-Ferrand, qui lutte depuis une dizaine d'années pour la reconnaissance pleine et entière des troubles bipolaires par les médecins généralistes. À beaucoup d'égards, son combat ressemble à celui mené en son temps par le docteur Irène Frachon dans l'affaire du Mediator. À l'époque, la pneumologue de Brest avait alerté à plusieurs reprises les responsables de l'Afssaps. Sans obtenir de réaction appropriée. Leur attitude, dira-t-elle, confinait au « déni du problème ». En particulier, on ne donne pas suite à ses observations qui révèlent un lien étroit entre la consommation de Mediator et des cas d'hypertension artérielle pulmonaire, maladie potentiellement mortelle. « Il m'a fallu déployer une grande énergie pour être seulement "entendue" », expliquera-t-elle quelques mois après que les autorités de santé, lui donnant raison, eurent retiré le Mediator du marché. Pour l'instant, Jean-Yves Pérol continue lui aussi à prêcher dans le désert. Ses courriers successifs, envoyés aux responsables sanitaires, ne recueillent pas de réactions à la hauteur de l'enjeu.

Pourtant, il y va de la vie de plusieurs milliers de personnes. On estime en effet que les bipolaires présentent un risque de suicide quinze fois supérieur à celui de la population générale. Lorsque le thermomètre thymique subit des variations trop intenses et trop répétées, le quotidien de la personne et celui des proches se transforment en un enfer. Avec de lourdes conséquences. Sur le plan professionnel : capacité de travail amoindrie, surcroît de chômage, sous-emploi, perte de revenus. Sur le plan personnel : ennuis judiciaires, célibat, divorce. Aux États-Unis, plus de la moitié des proches s'occupant des problèmes de santé d'une personne bipolaire expriment une détresse sévère[1]. Bon nombre d'entre eux

---

1. Dardennes R., Thuile J. *et al.*, « Coût du trouble bipolaire : revue de la littérature », *L'Encéphale*, 2006.

reconnaissent qu'ils ne se seraient pas mariés s'ils avaient su avant ce qu'était la maladie bipolaire. En outre, l'espérance de vie se voit fortement amputée. On estime qu'une femme dont les troubles ont débuté à l'âge de 25 ans perd, en moyenne, neuf années d'espérance de vie et quatorze années de vie en bonne santé par rapport à une personne « normale ». C'est pourquoi, face à un tel chemin de croix, le suicide paraît aux yeux de certains le seul recours possible, la seule issue.

Mais ce risque important de suicide se trouve multiplié par vingt ou trente en cas de prescription inadéquate de médicaments. Ce qui, hélas, est souvent le cas. « Chaque médecin généraliste soigne ou fait soigner dix à quinze bipolaires sans les avoir reconnus et, dans la majorité des cas, avec des antidépresseurs, ou plus rarement des neuroleptiques ou des tranquillisants », souligne Jean-Yves Pérol.

Ce fut le cas de Charmaine, qui a avalé une succession d'antidépresseurs. Ordonnance classique ! Sans le savoir, elle ingurgitait sa ciguë, le poison qui allait lentement la tuer. Car, et c'est tout le sens des alertes lancées depuis dix ans par Jean-Yves Pérol, « la prescription, en première intention, d'un antidépresseur chez un patient bipolaire revient à approcher un lance-flammes d'une bouteille de gaz. C'est strictement contre-indiqué non seulement à cause du risque de virage maniaque, mais aussi des risques de suicide ». Selon lui, en France, 2000 à 3000 suicides pourraient ainsi être évités chaque année.

Pourtant, l'antidote existe. « Si le diagnostic avait été correct, pointent encore les auteurs du rapport sur la mort de Charmaine, elle serait probablement encore en vie. » Pour la simple raison qu'elle aurait reçu, comme des milliers d'autres dans le même cas, un traitement adapté. À savoir un régulateur de l'humeur, appelé thymorégulateur dans la pharmacopée. Ce remède existe depuis près de cinquante ans, ne coûte quasiment rien, et pourtant, il sauve des vies. Son nom : le lithium. Il a pour vertu principale de réguler l'humeur – en dents de scie – des patients bipolaires. Ses effets spectaculaires sur un certain nombre de malades atteints de maniaco-dépression ont été découverts dans les années 1970. D'autres traitements, les valproates (sels de l'acide valproïque) ou, dans une moindre mesure, la carbamazépine, sont également efficaces.

En 2009, *The Lancet*, revue scientifique majeure, publiait les résultats d'une étude menée auprès de trois cents malades bipolaires traités pendant deux ans dans une quarantaine de centres de soins en France, en Angleterre, aux États-Unis et en Italie. Les malades avaient été divisés en trois groupes. Le premier recevait uniquement du lithium, le deuxième du valproate, et le troisième une association des deux. Les résultats montrent que 46 % des patients ayant pris les deux médicaments n'ont pas souffert de rechute et n'ont eu aucun épisode de manie ou de dépression pendant les deux années de suivi. Le score étant de 41 % pour ceux qui prenaient le lithium seul, et 31 % pour ceux qui n'ont pris que le valproate.

« Ces résultats sont extrêmement importants, souligne le professeur Chantal Henry. D'une part, parce qu'ils ont été obtenus par une étude indépendante de l'industrie pharmaceutique. D'autre part, parce qu'ils permettent d'apporter des réponses concrètes en définissant une sorte de "règle d'or" de la prise en charge des troubles bipolaires. »

Toutes les études montrent que le lithium réduit le taux de suicide et d'hospitalisation chez les bipolaires.

Pourtant, le nombre de ses prescriptions demeure extrêmement bas en France. On estime qu'un patient sur quatre seulement souffrant de troubles bipolaires reçoit un traitement adapté. Soit, au total, moins de 120 000 des 400 000 ou 500 000 personnes concernées. Ajoutons à cela le fait que seuls 46 % des bipolaires sont identifiés par les médecins généralistes. Les autres, non diagnostiqués, reçoivent un cocktail de psychotropes à base d'antidépresseurs, de tranquillisants, de neuroleptiques, etc., qui dérèglent davantage encore leur cerveau.

Certes, le lithium n'est pas toujours d'un maniement aisé, les doses thérapeutiques n'étant pas très éloignées des doses toxiques. Mal dosé, il provoque une soif intense et un risque d'atteinte rénale et thyroïdienne. Il est donc nécessaire de surveiller régulièrement les patients. Néanmoins, non seulement il sauve des vies, mais il fait aussi chuter le taux d'hospitalisation – de 47 % à 14 % – et baisser les coûts directs et indirects liés à la maladie. Or, précise encore le professeur Henry, « la pression marketing des firmes pharmaceutiques incite les médecins à prescrire de nouveaux médicaments, plus faciles à gérer mais apparemment moins efficaces ». En ligne de mire, les médicaments dits antipsychotiques, dont les firmes font une promotion acharnée.

Autre raison à la faible utilisation du lithium en France : l'anarchie qui règne dans les rangs des psychiatres, chacun ayant tendance à faire sa cuisine. D'où la colère des associations de patients. L'une d'entre elles, Argos, vilipende ainsi les préjugés de la majorité des psychiatres français. Nombreux sont ceux qui considèrent que la dépression bipolaire n'existe pas en soi, mais qu'il s'agit d'une succession de phases d'hypomanie et de dépression. Ajoutons à cela le fait que, pour certains, la notion de régulateur de l'humeur reste douteuse. Conséquence logique : sur l'ordonnance, on retrouve l'association d'un antidépresseur, pour agir sur la dépression, avec un neuroleptique, puissant tranquillisant destiné à calmer les excités. « Vite fait et souvent mal fait, mais simple, conclut Argos, qui ajoute : Et si ça ne marche pas, on double la dose ou l'on associe avec plusieurs médicaments réputés efficaces. En cas de résistance, on perfuse. » (À propos des cocktails prescrits aux personnes bipolaires, se reporter aux ordonnances n° 1 et 2-3-4-5-6 en annexes, avec l'avis d'un expert.)

Sauver les bipolaires, oui, mais comment ? « Le problème vient en grande partie du fait que les médecins n'osent pas envoyer leurs patients à l'hôpital psychiatrique pour un diagnostic », répond le professeur Henry. C'est pourquoi des centres experts régionaux, spécialisés dans les troubles bipolaires, viennent d'être créés. Neuf ont vu le jour dans l'Hexagone depuis 2010[1]. Dans chaque structure, un psychiatre, un neuropsychologue et un psychologue réalisent un bilan complet avec diagnostic et proposition de soins : thérapeutique et psychothérapie. Le centre envoie un compte rendu au médecin et revoit le patient six mois plus tard. « Le but, précise le professeur Henry qui pilote le dispositif, est de réaliser un diagnostic approprié beaucoup plus rapidement. » À ce jour, mille patients sont déjà passés dans ces centres.

Autre méthode, plus radicale : celle proposée par Jean-Yves Pérol dans sa dernière lettre aux autorités de santé. « Il faudrait, écrit le neuropsychiatre, que les

1. Créteil, Paris, Le Chesnay, Bordeaux, Marseille, Montpellier, Nancy, Grenoble, Monaco.

médecins prescripteurs d'antidépresseurs respectent le critère 4 que la Haute autorité de santé (HAS) a préconisé dans la prise en charge des épisodes dépressifs, à savoir la recherche systématique d'une manifestation en faveur d'un trouble bipolaire. » Recherche qui serait accompagnée par deux questionnaires validés sur la cyclothymie et les épisodes hypomaniaques.

Le docteur Pérol va jusqu'à proposer de rendre obligatoire ce test avant toute prescription d'antidépresseurs, avec des conséquences médico-légales en cas de refus du médecin. Alors, selon lui, « il est probable que tous les accidents que l'on impute aux antidépresseurs diminueraient de façon considérable ». Selon lui, 2000 à 3000 morts pourraient être ainsi évités. Pas moins ! Prudence toutefois, le « trouble bipolaire » – appellation plus nuancée que « maniaco-dépression », est dans l'air du temps. C'est la maladie à la mode tout simplement parce que les industriels en font une promotion appuyée en même temps que leurs produits auprès des médecins généralistes. Ainsi chaussés de ces nouvelles lunettes, ces derniers ont donc tendance à étiqueter « bipolaire» de plus en plus de patients dans leur clientèle. Est-ce justifié ? On en revient à l'essentiel : la fiabilité du diagnostic.

3

Trous noirs

Monsieur K. est un homme de 51 ans, sympathique, qui se définit comme ayant une personnalité un peu impulsive et soupe au lait. Électricien méticuleux, il aime le travail bien fait. Bref, un homme simple, plutôt agréable.

Pourtant, certaines nuits, il se passe des choses bizarres dans la maison de la famille K. Sa femme finira par le révéler au médecin qui l'interrogera. « C'est arrivé au moins trois fois, explique-t-elle, ajoutant : Mais c'est un peu gênant à raconter. » Le médecin insiste. Alors, elle raconte.

La première fois, dit-elle, « j'ai entendu quelque chose qui ressemblait à un bruit d'écoulement d'eau ». L'esprit flottant encore dans les brumes du sommeil, elle se dresse dans son lit et parcourt la pièce du regard à la recherche de l'origine de ce bruit. C'est alors que, stupéfaite, elle aperçoit son mari urinant allègrement sur la table basse de la chambre. La veille, elle a pris soin d'y disposer le bleu de travail que M. K. doit enfiler le lendemain pour son travail. Madame se lève et proteste. En pure perte. Son mari ne semble pas du tout concerné par le problème. Il se couche et se rendort comme si de rien n'était. Au petit matin, il constate stupéfait l'état de son bleu de travail, secoue sa femme en demandant des explications. « Il ne se souvenait de rien », précise-t-elle au médecin.

Quelque temps plus tard, Mme K. est de nouveau réveillée par un bruit d'eau qui coule. Assise dans son lit, elle assiste alors à une nouvelle scène insolite : son mari est en train d'uriner sur le papier peint du mur de la chambre. Elle l'interpelle, mais, là encore, il ne répond pas et retourne se coucher comme si de rien n'était.

« Et la troisième fois ? », interroge le médecin, intrigué. Mme K. paraît gênée, hésite, et finalement lâche le morceau. « La troisième fois, dit-elle, croyez-moi, je m'en souviens très bien. Car, lorsque je me suis réveillée, c'est sur moi qu'il était en train d'uriner. Là encore, il ne s'est rendu compte de rien. »

L'interrogatoire du médecin se déroule après le drame vécu par le couple dans leur maison. Une enquête est menée pour en comprendre les raisons. Ce soir-là, Mme K. se couche vers 23 heures après avoir regardé un film à la télévision. Sa propre mère, et donc la belle-mère de M. K., dort dans une chambre voisine. Lui s'est couché vers 20 heures après avoir absorbé un comprimé d'Halcion, un puissant somnifère.

Dans la nuit, Mme K. est réveillée par un rai de lumière provenant du couloir. Étonnée, elle se lève pour voir ce qui se passe. Ouvrant la porte, elle découvre son mari dans un état second, « comme fou », habillé avec ses vêtements de la journée, criant : « Dans cinq minutes, tout va sauter, va fermer le gaz. »

Hélas, pendant qu'elle s'exécute, un incendie se déclare et se propage rapidement à toute la maison. L'épouse, tant bien que mal, tente de sortir sa propre mère qui dort dans une des chambres. Mais elle ne peut rien faire face à l'épais rideau de fumée noire qui fait barrage. La vieille dame, asphyxiée, décédera dans l'incendie tandis que Mme K. sera retrouvée inanimée sur la pelouse du jardin. Quant à son mari, il gît dans le garage, un bidon d'essence à la main. Sans l'intervention des pompiers, il serait sans doute mort dans les flammes.

L'enquête révélera que M. K. a lui-même répandu l'essence et mis le feu à la maison. Pourtant, étrangement, hospitalisé dans un état comateux, il prétend ne garder aucun souvenir de ce qui s'est passé cette nuit-là. Seul lambeau de souvenir auquel il peut se raccrocher, le fait de s'être couché vers 20 heures après avoir pris son comprimé d'Halcion. Plus tard, à cause du bruit de la télévision qui l'empêchait de dormir, il en a avalé un autre. Ensuite, dit-il, « c'est le trou noir. Je me suis endormi chez moi et je me suis réveillé à l'hôpital ».

C'est là qu'il apprend l'incendie et la mort de sa belle-mère. Un choc. Après une garde à vue de quarante-huit heures, M. K. est inculpé et transféré en maison d'arrêt où il sera incarcéré plus de douze mois. Pourtant, à la suite de deux examens psychiatriques, il bénéficiera de l'article 64 du code pénal qui précise « qu'il n'y a ni crime ni délit, lorsque le prévenu était en état de démence au temps de l'action, ou lorsqu'il a été contraint par une force à laquelle il n'a pu résister ».

À quelle force obscure M. K. n'a-t-il pas pu résister ? Les examens réalisés à l'électroencéphalogramme attestent que l'activité électrique de son cerveau est perturbée sous l'influence de l'Halcion. « Il devient amnésique », explique le docteur Monfort, qui a rédigé une thèse sur ce sujet[1]. De sorte qu'il agit de façon automatique, comme un somnambule, sans garder souvenir de

1. Thèse du Dr Monfort (1988), « Conduites automatiques avec amnésie après prise de benzodiazépines ».

ses actes. Ce qu'il appelle un trou noir. La situation ne redevient normale qu'après élimination de la drogue de son organisme.

La tragédie vécue par la famille K. se déroule au milieu des années 1980. Quelques années après, une affaire identique fait la une des médias aux États-Unis. Ilo Grunberg, une Américaine de 57 ans, a tué sa mère de 83 ans sans raison apparente ou imaginable. Jetée en prison, elle est examinée par des psychiatres qui reconnaissent eux aussi que, étant sous Halcion au moment des faits, elle n'a pas conservé la mémoire de son crime. Lors de son procès, les jurés admettront qu'Ilo Grunberg n'était pas responsable des faits qui lui étaient reprochés. Suite à ce jugement, elle intentera un procès au laboratoire Upjohn, le fabricant de l'Halcion, en demandant 21 millions de dollars de dommages et intérêts, une somme énorme. Un accord à l'amiable a fini par être trouvé. Il est resté secret.

Mais l'histoire ne s'arrête pas là. Elle prend une autre dimension lorsque les autorités américaines, en épluchant des dossiers, retrouvent des affaires similaires liées au même médicament. Ici, c'est un policier qui a tenté de poignarder sa femme. Lui aussi prenait de l'Halcion. Dès lors, son irresponsabilité est reconnue et il est libéré. Autres cas, celui de ce chauffeur de taxi qui avait saccagé une école ; celui d'une femme qui avait tiré sur son mari après une altercation, ou encore d'un homme qui, comme M. K., avait déclenché des incendies. Tous étaient traités avec de l'Halcion. En France, le gendarme Régis Deheurle, qui a tué sa femme dans des conditions identiques, a, lui, écopé de dix-sept ans de prison. Sans circonstance atténuante.

C'est ainsi qu'en étudiant plus de trois cents cas de prescriptions de tranquillisants associés à des épisodes de violence, l'administration américaine fit le constat que l'Halcion était le médicament le plus souvent incriminé. C'était aussi à l'époque l'un des traitements les plus prescrits dans le monde occidental, principalement à cause de son action quasi immédiate. En l'avalant, on tombait rapidement dans les bras de Morphée. Un somnifère extrêmement puissant et efficace, donc. Néanmoins, plusieurs voix s'élevèrent pour demander son retrait du marché du fait de sa dangerosité. « La seule justification à son maintien sur le marché est de garantir les bénéfices du laboratoire », affirmait ainsi le docteur Anthony Kales, chef de l'unité de psychiatrie à la faculté de médecine de Penn State.

Ces réactions plaçaient les autorités de santé devant un sacré casse-tête. Elles n'avaient le choix qu'entre deux solutions. La première : interdire l'Halcion seul. La seconde : interdire tous les médicaments de la même famille – ceux qui présentent un profil pharmacologique similaire, connus sous le nom de benzodiazépines, plus familièrement « benzos » ou « BZD ». On en trouvait une bonne dizaine sur le marché. Le Valium, le plus fameux d'entre eux, avait fait une percée phénoménale au début des années 1960, au point de devenir le médicament le plus vendu au monde. D'autres avaient aussi acquis une réputation enviable : Temesta, Lexomil, Mogadon, Xanax, etc. Les interdire risquait de provoquer une révolution, du fait des millions de gens accros à leurs pilules. En outre, comment justifier le retrait de l'un mais pas des autres, dans la mesure où ils présentaient un profil pharmacologique quasi similaire ?

En réalité, la question n'était pas nouvelle. Elle s'était déjà posée à la fin des années 1970. À cette époque, un psychiatre hollandais, le docteur Van Der Kroef, avait lancé une alerte signalant vingt-cinq observations de patients qui ne gardaient aucun souvenir des activités qu'ils avaient pu avoir après la prise du médicament. Des cas d'agressivité, de comportements dangereux ou délictueux étaient rapportés. La majorité d'entre eux se trouvaient liés à la prise d'Halcion, mais pas tous.

Dans la foulée de cette publication, la télévision hollandaise avait consacré une émission au sujet. Les gens appelaient pour raconter leur mésaventure. Au total, les autorités de santé recueillirent près de six cents témoignages. Le ministère décida alors de retirer l'Halcion du marché. Pour quelques mois seulement. Une sorte de test. Au bout de six mois, marche arrière toute. Car, selon la grande majorité des spécialistes, les effets secondaires provoqués par l'Halcion étaient identiques – sans doute à un degré moindre – à ceux provoqués par les autres benzodiazépines. Dès lors, il fallait les supprimer tous ou n'en supprimer aucun. On opta pour la seconde solution.

En France, les responsables sanitaires eurent à faire face au même dilemme que leurs collègues hollandais. L'Halcion et le Rohypnol, un autre somnifère puissant, étaient les deux produits le plus souvent mis en cause. Pour autant, rien ne pouvait véritablement différencier les effets secondaires de ces deux médicaments de ceux de l'ensemble de la classe des benzodiazépines. Alors, retrait total ou partiel ? Dans le premier cas, cela aurait provoqué un véritable séisme du fait de la consommation phénoménale de ces médicaments en France. Dans l'autre, ce n'aurait été qu'une mesurette.

La revue *Prescrire* militait clairement en faveur de la première solution. « Prend-on un risque de santé publique en supprimant l'Halcion ? questionnait-elle. — À notre avis aucun. — Prend-on un risque en le laissant sur le marché. — Peut-être. » De leur côté, les industriels manœuvraient en coulisse pour obtenir le maintien. Après bien des tergiversations, le ministère finit par trancher : tous les benzodiazépines resteraient sur le marché. Toutefois, l'Halcion et le Rohypnol subiraient une diminution de leur dosage. Ouf ! L'essentiel était sauf. Temesta, Xanax, Lexomil et les autres – un marché mondial annuel d'environ 15 milliards de dollars – pouvaient poursuivre leur saga dorée.

Pour autant, tout au long des années 1990, les autorités allaient multiplier les mesures pour freiner la consommation. Donnons ici quelques balises. 1991, arrêté Durieux, limitant à douze semaines la prise d'anxiolytiques, à quatre semaines celle des somnifères. 1992, retrait de l'Halcion 0,25 mg. 1996, retrait du Rohypnol 2 mg et restriction du produit à l'insomnie sévère. 1998, retrait du Lysanxia 40 mg ; 2004, le Tranxène 50 mg relève désormais de la réglementation des stupéfiants, etc. Des mesures sans véritables effets. Aujourd'hui, on note un léger fléchissement de la consommation – environ 135 millions de boîtes par an, trois à quatre fois plus que dans le reste de l'Europe –, mais les Français restent toujours accros à leurs tranquillisants et somnifères. On estime que près de 10 % d'entre eux sont dépendants, soit 4 à 5 millions de personnes. C'est bien davantage que le nombre d'accros au cannabis. Rares sont les médecins qui respectent les règles en vigueur de durée de consommation.

En 1996, dans *Le Prix du bien-être*[1], le professeur Édouard Zarifian, psychiatre, tirait la sonnette d'alarme en dénonçant un problème de santé publique majeur. Autant prêcher dans le désert ! Les petites pilules ont

1. « Psychologie », Odile Jacob.

continué à pulluler. En 1970, on trouvait sept benzodiazépines sur le marché français, dix-sept en 1994, aujourd'hui près d'une quarantaine avec l'arrivée de génériques. On estime que près de 60 % des consommateurs en absorbent depuis au moins cinq ans. Des durées de consommation de dix, quinze, voire vingt ans ne sont pas rares. Une toxicomanie de grande ampleur et d'origine médicale qui ne va pas sans provoquer des dégâts dans la vie quotidienne. Outre les chutes et les troubles de mémoire et de vigilance, sur lesquels nous reviendrons, elles peuvent transformer n'importe quel citoyen paisible et équilibré en zombie, voire en criminel.

Dès les années 1980, le Pr Jacqueline Jouglard s'est penchée sur les modifications de comportement induites par les benzodiazépines. « L'attention du centre antipoison de Marseille, explique-t-elle, avait été attirée par des observations cliniques et des expertises médico-judiciaires révélant l'existence possible de troubles comportementaux chez des sujets sains, lors d'une prise de benzodiazépine. »

Jacqueline Jouglard fournit de nombreux exemples, souvent cocasses et qui ne prêtent pas à conséquence grave. Ainsi, les benzodiazépines, par leur effet désinhibiteur, peuvent entraîner des modifications de notre personnalité. Elle donne l'exemple de cet homme de tempérament calme qui, dans l'avion, tient des propos grivois aux hôtesses, devient exubérant et insiste pour payer les plateaux-repas. Un autre, un PDG de nature réservée, voire introvertie, interpelle les passants et embrasse sa femme sur la bouche avec de grands élans de joie. Dans d'autres cas, la prise de benzodiazépines libère des pulsions ordinairement retenues sans difficulté, notamment des pulsions de miction et de défécation.

Une femme de la haute bourgeoisie fait appeler un grand professeur pour l'examiner à son domicile et, pendant qu'il s'exécute, elle défèque dans son lit avec satisfaction. Pulsions sexuelles : « Un homme de 36 ans, raconte Jacqueline Jouglard, assouvit devant témoin et sans retenue une pulsion sexuelle habituellement pratiquée de façon solitaire ! » Ou encore : « Une femme de 30 ans, après une injection de Valium, se dénude et, sans pudeur, fait des propositions directes, devant témoin ! » Une autre femme, grâce ou à cause d'une prise de benzodiazépine, transgresse le plus naturellement du monde les interdits moraux habituels. « Elle prépare le soir un repas familial dans la tenue d'Ève et passe ainsi devant l'assemblée des hommes de la famille ! » D'autres errent hagards, sans trop savoir ni ce qu'ils font, ni où ils sont. C'est le cas de cet homme de 55 ans, retrouvé dans la rue, sans pantalon ni slip. Ou se laissent aller allègrement à des dépenses extravagantes. « Une femme donne ses bijoux, signe des chèques avec des sommes élevées sans raison, prête sa carte de crédit en donnant son code... » Certains enfin commettent des actes absurdes tels que mettre du charbon dans la baignoire, prendre un bain avec un imperméable, partir chez son dentiste en pleine nuit, préparer le biberon dans une chaussure ou découper ses meubles à la tronçonneuse, se mettre en tête de payer le bus avec des traveller's chèques. On sourit.

Jacqueline Jouglard note que « dans toutes ces situations absurdes, la réprobation des témoins et surtout leur entrave à l'accomplissement ont été ressenties comme une attaque par le sujet qui a réagi à son tour, de façon agressive, parfois de façon démesurée, en crise de rage ». Rage qui peut se transformer en déchaînement de violence. Et là, on sourit moins. Témoin l'histoire suivante.

Fin septembre 2010, Sébastien P., un homme de 39 ans, se rend dans un commissariat et déclare avoir tué quelques heures plus tôt sa compagne et la fillette de celle-ci, âgée de 6 ans. Le couple était en instance de séparation. Les policiers se rendent sur les lieux, un appartement à Elbeuf, près de Rouen. À l'intérieur, ils-trouvent les deux corps sans vie, lardés de plaies au cou et à la gorge, portées avec une arme blanche.

D'après son avocate, Me Céline Gibard du barreau de Rouen, Sébastien P. déclare être incapable « de comprendre son geste, ni de se le rappeler. Il dit avoir fait cela à la femme qu'il aimait et il exprime des remords ». L'homme se souvient des événements qui ont précédé le crime. Quelques jours auparavant, la jeune femme avait porté plainte pour harcèlement. Elle refusait de le recevoir. Néanmoins, ce soir-là, elle lui a ouvert sa porte. D'après lui, ils ont discuté puis c'est « le trou noir ». Aucun souvenir. Ensuite, il a roulé dans un état second pendant trois heures jusqu'au domicile de son ex-femme, près de Poitiers. Là, il lui a tout avoué avant de se rendre, sur ses conseils, au commissariat.

Invoquer un « trou noir », c'est facile, objecteront certains. Une façon commode de fuir ses responsabilités. Pourtant, on a vu avec l'exemple de M. K. qu'une seule prise de benzodiazépines peut provoquer une amnésie objectivée par un électroencéphalogramme. Or, toujours selon Me Gibard, son client prenait depuis plusieurs années « un traitement pour les nerfs et le sommeil, et ce n'était pas la première fois qu'il était victime de trous noirs ». De fait, les analyses toxicologiques ont révélé la présence de deux benzodiazépines, ou apparentés, dans le sang du meurtrier, le Rivotril et l'Imovane. Le premier est en principe réservé exclusivement aux personnes sujettes aux crises d'épilepsie, l'autre est un somnifère.

Étrange tambouille, puisque l'homme n'était pas épileptique. Vraisemblablement, on lui a prescrit du Rivotril parce qu'il souffrait d'acouphènes, une pratique courante, interdite depuis peu. Un arrêté publié le 6 septembre 2011 au *Journal officiel* a renforcé les conditions de prescription de ce médicament. Désormais, sa délivrance est soumise à la réglementation des stupéfiants. Lui-même a déclaré qu'il se sentait « en dépression ». Étant au chômage, sa situation personnelle y était sans doute pour beaucoup. On ne peut pas exclure non plus l'effet d'une longue intoxication liée aux deux traitements. Le médecin recherchait sans doute un effet calmant. Ignorait-il que les benzodiazépines aggravent les symptômes dépressifs ? Ils peuvent également, dans un pourcentage non négligeable de cas, 5 % environ, entraîner des réactions psychiques dites paradoxales, parmi lesquelles : agitation, cauchemars, comportements destructifs ou suicidaires, crises de violence. « Face à une opposition de l'entourage, observe le professeur Jacqueline Jouglard, le sujet peut se sentir frustré, laisser apparaître une hostilité, et même réagir violemment. » Le Rivotril est connu pour abrutir les gens qui en consomment et comme pouvant donner lieu à des manifestations de violence extrême. Sans vouloir exonérer Sébastien P. de sa responsabilité, il n'est donc pas absurde de penser que les médicaments ont pu favoriser son passage à l'acte. Confronté à une situation hostile, il a vu rouge.

Très efficaces et très utiles, les benzodiazépines ! La majorité des experts s'accordent sur ce point. Ce sont des alliés de poids dans la trousse à outils du médecin confronté à des situations d'urgence : crise d'angoisse, insomnie sévère… Efficaces et bien moins toxiques que leurs prédécesseurs, les barbituriques. Néanmoins, la raison voudrait qu'ils soient délivrés avec parcimonie et précaution. Or, dans les faits – les chiffres de consommation le prouvent –, les médecins les distribuent à foison. Souvent à la demande du patient, qui dicte sa loi. La petite phrase rituelle tombe en général en fin de consultation : « N'oubliez pas ma petite pilule pour dormir, docteur ! » Le médecin obtempère. Sinon, le client va voir ailleurs.

Cette phrase, comme des millions de Français, Isabelle Servier la prononce le 17 décembre 1999. Ce jour-là, elle consulte son médecin généraliste pour une bronchite asthmatique. « Je lui ai demandé de me prescrire également du Lexomil, qui était mon calmant habituel et dont je manquais. » Le médecin s'exécute. Il l'a sans doute regretté par la suite.

Isabelle Servier, 47 ans, n'est autre que la troisième fille du docteur Jacques Servier, fondateur du laboratoire éponyme impliqué dans le scandale du Mediator. « C'était une enfant distraite, pensive et littéraire », dira son père à l'audience. Il ajoutera : « Je n'ai jamais vu un être aussi doux, aussi pacifique et aussi calme : son destin est absolument étonnant. »

Étonnant destin, en effet. En 1969, Isabelle tombe amoureuse d'Henri Grange, un jeune ingénieur de formation, brillant mais maniaco-dépressif, convaincu d'être médium, hanté par des idées fixes, voire délirantes. Il se croit capable de contrôler la natalité européenne, ou de déduire des informations sur les cours de la Bourse en se fondant sur les plaques minéralogiques des voitures.

Au fil des années, Isabelle, minée par les difficultés conjugales, perd pied, s'enfonce dans un état dépressif chronique. L'alcool s'ajoute au tableau. Petit à petit, le couple s'installe dans la violence. « Il ne se passait guère de jour sans que l'un ou l'autre soit en crise, en alternance le plus souvent », explique la fille aînée du couple. Lien destructeur que les experts qualifient de « franche conjugopathie ».

Le lendemain de sa visite chez le médecin, Isabelle et son mari ont prévu de prendre la route pour l'Alsace, où ils vont passer le week-end. Elle dira : « J'étais inquiète qu'il conduise car il avait été hospitalisé et il avait déjà brûlé cinq feux rouges. Il était dangereux au volant quand il connaissait des crises. »

Avant de se coucher, Isabelle prend donc un cachet de Lexomil. Mais, rien à faire, l'inquiétude demeure. Impossible de trouver le sommeil. Elle prend un second cachet. « J'étais en proie à une angoisse, la plus pénible qu'il ne m'ait jamais été donné de ressentir. » Elle pense à sa vie, à ses difficultés, au divorce qui est envisagé, aux tensions familiales, se met à dérailler sans s'en rendre compte.

Incapable de dormir, dans un état second, elle avale d'autres cachets de Lexomil – six ou sept, selon elle – sans ressentir le moindre signe d'endormissement. Réaction paroxystique, encore une fois. Alors, « elle glisse peu à peu », se persuade soudain qu'elle va se suicider, puis change d'avis. « Il fallait que je vive au contraire pour assurer l'éducation de mes enfants. » C'est alors que, dans la brume de son esprit, se fait jour un impensable scénario. « Il m'a paru évident qu'il fallait que je tue pour rester en vie. C'était une pensée choquante quand on la compare aux sentiments que j'éprouvais pour mon mari. »

Une hache de jardinage traîne dans la cuisine. Elle s'en empare. « Sans prendre le temps de penser, je me suis dirigée vers la chambre où mon mari dormait. Je l'ai frappé à la tête. Je n'avais plus accès à mes sentiments habituels. Je n'ai même pas réalisé qu'il allait mourir, souffrir, manquer à mes enfants. Je n'ai repris contact avec la réalité et l'horreur de ce que j'avais fait que lorsque les enfants se sont levés. » Isabelle Servier, qui n'avait jamais été violente dans sa vie auparavant, n'avait jamais battu ses enfants, ni même été agressive verbalement, a frappé son mari à la tête à dix reprises.

Au procès qui se déroule le 30 mars 2005 devant la cour d'assises des Hauts-de-Seine, elle explique que le Lexomil l'avait complètement droguée. « J'ai agi dans un état second, dans une logique de cauchemar éveillé, je me suis mise à penser de manière folle, mais n'ayant pas la possibilité de juger mes pensées et de réagir. » Elle ajoutera, avec un accent de sincérité indéniable : « Je regretterai jusqu'à la fin de mes jours l'absence de mon mari, qui me manque et auquel je pense tous les jours. »

Le docteur Daniel Zagury, expert psychiatre, a conclu à une atténuation du discernement d'Isabelle Servier liée à la prise d'anxiolytiques au cours des heures précédant le meurtre, qui s'est déroulé dans « un moment d'angoisse paroxystique, sur fond de souffrance ». De son côté, le professeur Jean-Pierre Olié, chef de service à l'hôpital Sainte-Anne, a souligné le risque de désinhibition, un effet secondaire de ce médicament. Ce 18 décembre 1999, Isabelle Servier a agi « dans un état second », « sans liberté ». Après deux jours d'audience, elle a été condamnée à cinq ans d'emprisonnement, assortis d'une mise à l'épreuve et d'une obligation de soins.

Lexomil, Tranxène, Valium, Temesta, Xanax, Lysanxia, etc., ce sont ces mêmes cachets que plusieurs millions de Français consomment quotidiennement. La plupart sans réelle nécessité.

4

Bébés par la fenêtre

« Une mère soupçonnée d'avoir jeté son bébé par la fenêtre. » Le titre du *Parisien* du 27 août 2010, rejoint bientôt par l'ensemble de la presse, fait froid dans le dos. Le drame s'est déroulé la veille, vers 19 heures, en plein centre-ville de Toulouse, à proximité d'une grande artère de circulation. Le bébé, qui n'avait que deux semaines, a été précipité dans le vide depuis l'appartement qu'occupent ses parents au huitième étage d'un immeuble cossu. Arrivés sur les lieux vers 19 h 30, les pompiers n'ont pu que constater le décès de la petite fille, vêtue d'une couche-culotte et d'une chemisette.

Selon les premiers éléments de l'enquête, il apparaît que Cécile B., 34 ans, la mère du nourrisson, est l'auteur de cet acte monstrueux. Le père, un médecin généraliste, se trouvait sur son lieu de travail au moment des faits. C'est la sœur de la meurtrière, venue lui rendre visite, qui a donné l'alerte. « J'étais sur le palier de l'appartement, expliquera-t-elle aux policiers. J'entendais l'enfant pleurer. Puis, plus rien, le silence total. » Une fois à l'intérieur, elle cherche en vain la petite, aperçoit la fenêtre grande ouverte, regarde en bas et découvre l'innommable. Le bébé gît une vingtaine de mètres plus bas sur le sol en béton. « Hélas, regrettera Michel Valet, le procureur de la République, la sœur de Cécile B. n'a rien pu faire. Il y a toutes les raisons de penser qu'il a été jeté depuis sa chambre par sa mère.» Ce que la suite de l'enquête confirmera.

Une évidence qu'une des voisines, abasourdie par le drame, rejetait. «Ils étaient vraiment très heureux d'avoir cet enfant. Je ne comprends pas, la maman semblait très équilibrée. Bien sûr, on n'est jamais dans l'intimité des familles, mais leur couple avait l'air de très bien fonctionner.» Cécile et son mari, qui avaient emménagé quelques mois plus tôt dans ce bel appartement, faisaient l'unanimité. Une autre voisine: «La maman est une jeune femme adorable, grande et jolie, qui fait plus jeune que son âge. Avec son mari, ils forment un couple magnifique.» Impensable qu'elle ait pu commettre un acte pareil. «Les policiers n'ont rien voulu nous dire. On les voyait ausculter l'enfant. Franchement, ce qui me semblait le plus plausible, c'était une agression, pas un geste comme celui-là.» Aux yeux de tous, un drame inimaginable, imprévisible.

Que s'est-il passé exactement? Difficile de le savoir. Une fois transférée au commissariat, la jeune femme n'a pas été en mesure d'apporter beaucoup de précisions. Le médecin l'a trouvée dans un état de grande confusion mentale, incompatible avec une garde à vue mais justifiant un internement immédiat.

Un peu plus tard, au cours d'une conférence de presse, le procureur de la République annoncera l'ouverture d'une information judiciaire. Selon lui, la jeune mère avait récemment «manifesté certains signes de fragilité». Ce jour-là, elle était restée seule dans l'appartement avec son enfant. Apparemment, c'est parce qu'elle ne supportait pas ses pleurs qu'elle l'a défenestrée. Une mise en examen pour homicide volontaire aggravé, puisque par ascendant sur mineur de moins de 15 ans, sera requise par le parquet.

Peut-on expliquer un geste aussi fou ? Interrogé sur ce point, Alain Pénin, expert en psychologie auprès des tribunaux, évoquera plusieurs hypothèses[1]. « Je vois trois possibilités, a-t-il dit. D'abord, cet acte peut correspondre à un trouble mental aigu de type psychotique. Dans ce cas, la jeune femme avait peut-être un terrain propice à la dépression. Ensuite, cette jeune mère a peut-être été confrontée à une pathologie du "post-partum", la période qui suit l'accouchement. Certaines mamans peuvent présenter des décompensations psychologiques que l'on appelle traditionnellement le "bébé blues". Enfin, dernière piste, il est possible que l'arrivée du bébé ait entraîné des modifications dans les relations du couple. » L'expert souligne qu'après un accouchement, une mère doit fait face à des remaniements psychiques. « C'est une période difficile où interviennent des bouleversements physiologiques et anatomiques. Avec, en plus, le deuil de la grossesse. Tout ceci peut expliquer certains actes impulsifs, et l'infanticide peut s'y inscrire. » Il conclura : « Elle s'est débarrassée de cet enfant comme d'un problème. »

Cet acte impulsif a-t-il pu être favorisé par des médicaments ? Selon nos informations, la jeune femme, dont le rapport d'expertise confirmera la fragilité psychologique, s'est vu prescrire durant sa grossesse et après l'accouchement une succession de médicaments psychotropes par différents médecins. Parmi lesquels un psychiatre, un gynécologue, un ORL, ainsi que son mari, médecin généraliste, et d'autres, peut-être. Me Simon Cohen, son avocat, souligne que « le mari s'était rendu compte qu'elle n'allait pas très bien ». Cécile B. souffrait, semble-t-il, d'une angoisse générale

1. *La Dépêche du Midi*, 29 août 2010.

qui n'était pas liée à sa grossesse. D'où, sans doute, ce chapelet de prescriptions. Mais ce qui interpelle, voire choque, chez une personne décrite comme psychologiquement fragile, enceinte qui plus est, c'est l'absence de coordination entre tous ces médecins. Vieille pratique française : chacun fait sa cuisine dans son coin, l'un ajoutant des molécules, l'autre en retirant. Sur la base de quel diagnostic ? Effectué par qui ? Avec quelle surveillance ? Pourtant, sur un terrain mental sensible, c'est prendre le risque de mettre le feu aux poudres.

Quels impacts ces médicaments ont-ils pu avoir sur son psychisme ? La jeune femme a rapporté que l'Atarax, un tranquillisant, le premier des traitements prescrits durant sa grossesse, l'a rendue paradoxalement très nerveuse. De ce fait, il a été remplacé par le Seropram, un antidépresseur, associé au Xanax, un autre tranquillisant. Une ordonnance classique. Le professeur Patrick Martin, pharmacologue, fait remarquer que l'association, ancrée dans les habitudes en France, constitue « une erreur fondamentale » puisque l'antidépresseur augmente le taux de sérotonine dans le cerveau, alors que le tranquillisant, lui, diminue la transmission de la sérotonine. Étrange attelage à deux têtes, l'un contrariant les effets de l'autre.

Dans le cas de Cécile B., peu avant l'accouchement et sans que l'on en connaisse les raisons, ces deux médicaments ont été interrompus, du jour au lendemain, alors que les effets d'un sevrage brutal au Seropram peuvent mener en enfer comme le montrent les trois témoignages suivants. « Depuis dix jours, raconte cette femme, je n'ai pas pris du tout de Seropram, et patatras, des baisses de tension vertigineuses, des douleurs abdominales, la reprise de mon anxiété et une grande fatigue. » Autre point de vue : « J'ai eu des vertiges insupportables, l'impression d'être ivre morte tout en étant consciente, mais incapable de mettre un pied devant l'autre sans avoir l'impression de tituber. » Troisième témoignage : « Le sevrage brutal, j'ai essayé, mais vu les résultats, merci : je pleurais comme une Madeleine et j'ai incendié ma mère au téléphone, genre *L'Exorciste.* »

Ensuite, et jusqu'au moment des faits, la jeune femme a pris du Stilnox, un somnifère aux propriétés voisines de celles des Valium, Temesta, Lexomil, Xanax, etc., dont le potentiel désinhibiteur, susceptible de conduire à des passages à l'acte, est reconnu.

En 1998, le tribunal de grande instance de Carpentras demandait à Mme Monique Fornaris, expert en pharmacologie, de statuer sur le cas d'une personne qui s'était suicidée. Les analyses toxicologiques avaient révélé la présence de Stilnox dans son sang. L'expert, dans son rapport, rappelait les effets indésirables de ce médicament, même à doses thérapeutiques : état de confusion, amnésie, réactions paradoxales et de type psychiatrique : nervosité, irritabilité, agitation, agressivité, accès de colère, idées délirantes, somnambulisme. Elle concluait que « certaines de ces manifestations – somnambulisme, amnésie, confusion – pourraient être rapprochées du comportement anormal de la victime ».

De fait, et les témoignages suivants le prouvent, le Stilnox à doses normales peut provoquer des désordres graves chez certaines personnes. « Je commençais à avoir des bouffées délirantes, des hallucinations, raconte cette femme. Je voyais tout autour de moi des petits bonshommes qui marchaient sur les murs, les objets qui bougeaient. » Un autre : « La toute première fois que je l'ai pris, je regardais l'armoire et la porte en rigolant. Je me disais qu'elles bougeaient toutes seules et j'ai voulu aller toucher la poignée de la porte, car elle me parlait. Je tombais à moitié en rigolant. » Un troisième : « Au début, je voyais tout tourner, mais c'était une sensation très agréable, comme si j'étais transportée. Ceci m'a valu de tomber accro à ce médoc car, au fur et à mesure du temps, les hallucinations disparaissent. Il m'en fallait donc toujours plus pour retrouver ces effets euphorisants. Maintenant, ça va mieux, j'en suis quand même à la bagatelle de trois comprimés le soir et j'ai tout de même des effets secondaires : je suis euphorique, j'appelle tout le monde, je dis n'importe quoi. » Des cas loin d'être isolés puisqu'en février 2007, le système australien de pharmacovigilance lançait une alerte sur les troubles neuropsychiatriques induits par le Stilnox, les plus fréquents étant des hallucinations et des amnésies.

Ce qui n'empêche pas cette molécule d'être copieusement utilisée dans les maternités. En 2003, le centre régional de pharmacovigilance de Toulouse a mené pendant deux mois une enquête sur les prescriptions médicamenteuses chez toutes les femmes enceintes hospitalisées dans une maternité. Il en ressort que les deux tiers d'entre elles ont reçu au moins un médicament, la moyenne se situant à 3,5 médicaments par femme. Dans 42 % des cas, ces femmes ont été exposées à des psychotropes, le plus souvent des tranquillisants et somnifères ainsi que des antalgiques. Le Stilnox est le plus utilisé de tous.

En outre, parmi les femmes exposées, 80 % l'ont été à des médicaments pour lesquels manquent des informations sur les effets indésirables chez les femmes enceintes. Toujours selon cette étude, l'exposition des futures mères aux tranquillisants et somnifères peu avant le terme de leur grossesse a été corrélée à la survenue d'une détresse respiratoire des nouveau-nés[1]. « Que ce soit en ville ou à l'hôpital, les études sur le sujet montrent régulièrement beaucoup de prescriptions hasardeuses chez des femmes enceintes », commentait la revue *Prescrire* à la suite de cette enquête.

En mars 2011, une première expertise psychiatrique concluait à l'irresponsabilité pénale de Cécile B. Elle aurait agi au paroxysme d'une dépression de plusieurs années. Un peu plus tard, fin juin, soit un an après qu'elle avait été mise en examen pour meurtre, une contre-expertise médicale demandée par le juge d'instruction et le parquet concluait à « l'irresponsabilité totale » de la jeune femme. Selon les experts, elle souffrait d'une « décompensation psychiatrique majeure » au moment des faits. Les médicaments ont-ils pu jouer un rôle, provoquer ou accentuer un état confusionnel sous-jacent ? Sur la base de quel diagnostic lui a-t-on prescrit cette succession de psychotropes ? Avant de les remplacer par un puissant désinhibiteur susceptible de précipiter un passage à l'acte... Sur tous ces points, comme souvent, le rapport reste muet.

Baby-blues, dépression post-partum : de nombreuses femmes éprouvent après l'accouchement des sentiments de tristesse ou de confusion émotionnelle qui peuvent les plonger dans la dépression. Différence de taille : le baby-blues ne dure que quelques jours, alors que la dépression post-partum – qui touche environ 10 % des femmes – peut surgir quelques mois après l'accouchement et se prolonger dans le temps. « Je suis maman d'une adorable petite fille, raconte Jocelyne. Pourtant,

1. Revue *Prescrire*, octobre 2005.

depuis quelques semaines, je ne me sens pas bien du tout. Je suis triste, angoissée, agressive envers mon mari. Au début, j'ai mis ça sur le compte de la fatigue. Je me suis dit que ça allait passer dès que l'enfant ferait ses nuits. Mais voilà, il fait ses nuits depuis près de deux semaines et mon état ne s'améliore pas pour autant. Au contraire, j'ai l'impression que ça empire. Mon bébé a depuis quelques jours des crises de larmes et je me dis que c'est à cause de moi, de mon état dépressif qu'il ressent. »

Situation classique : Jocelyne a consulté son médecin généraliste qui lui a prescrit un antidépresseur. Mais, étant hostile à ce type de traitement, elle a refusé. Élisabeth, elle, a accepté. Auparavant, elle avait essayé – sans résultat – l'homéopathie. Pour finir, elle a été hospitalisée pendant deux mois. On lui a prescrit des antidépresseurs et, au bout de quelques semaines, elle s'est sentie beaucoup mieux.

Reste que la prise d'antidépresseurs – y compris et surtout chez les femmes atteintes de dépression post-partum – n'est jamais anodine et devrait être entourée d'un luxe de précautions. En raison des risques pour elles-mêmes ou pour leur enfant. Dans les faits, c'est rarement le cas.

Confrontée à des problèmes de couple, angoissée, malheureuse, Florence, 29 ans, a pris du Prozac peu après son accouchement. Un jour, comme dans le cas de Cécile B., son bébé s'est mis à pleurer plus que de coutume. Excédée, Florence a attrapé un couteau dans la cuisine avant de se diriger vers le berceau. « J'étais dans un état second. Heureusement, je suis soudain sortie de ma torpeur et j'ai lâché cette arme. C'était comme si quelqu'un d'autre agissait à ma place. J'étais stupéfaite et effondrée. »

Dans un article publié en avril 2010 dans une revue de psychiatrie[1], deux médecins hospitaliers de Rotterdam expliquent que huit femmes en dépression post-partum leur ont été adressées après avoir été traitées avec des antidépresseurs. Elles présentaient des symptômes psychotiques – hallucinations, délires, etc. – vraisemblablement liés à la prise des médicaments et qui les exposaient, elles et leurs enfants, à des dangers. De son côté, le site ssristories[2] rapporte des cas de femmes – sous antidépresseurs – qui ont agressé voire tué leur enfant. Pour la plupart, des mères pleines d'amour et de tendresse qui n'avaient pas le profil de meurtrières. Ainsi cette femme de 32 ans, décrite comme « une mère aimante qui prenait soin de ses enfants », pourtant jugée pour avoir voulu tuer ses deux petites filles âgées de 9 et 2 ans. Ayant des antécédents de dépression, elle s'était vu prescrire deux antidépresseurs, le Deroxat et l'Effexor. Le tribunal a considéré que les médicaments ont « endommagé ses facultés rationnelles à un degré tel que sa responsabilité de ses actes était significativement diminuée ». En conséquence de quoi, l'accusée est ressortie libre du tribunal.

Faut-il prendre des antidépresseurs pendant la grossesse ? Il n'y a pas si longtemps, la réponse aurait été « oui » sans hésitation. Aujourd'hui, les points de vue sont beaucoup plus nuancés. Là encore, en raison des risques – découverts assez récemment – encourus par les nouveau-nés. La revue *Prescrire* signale que la prise d'antidépresseurs en fin de grossesse expose « 20 à 30 % des nouveau-nés à des troubles tels qu'agitation,

1. Veerle Bergink et Kathelijne M. Koorengevel, « Post partum depression with psychotic features », *American Journal of Psychiatry*, 167, 476a-477, avril 2010.
2. http://ssristories.com

troubles du tonus et de la succion, somnolence, convulsions, etc[1].». Des symptômes qui se manifestent au cours des premiers jours de la vie, puis disparaissent au bout d'une semaine environ.

Il y a plus grave: le risque de malformations congénitales. Ainsi, selon une étude américaine, 4 % des nouveau-nés dont la mère a été exposée à de la paroxétine – nom de marque: Deroxat – pendant le premier trimestre de sa grossesse ont été atteints d'une malformation, cardiaque dans 2 % des cas. Le Deroxat a été l'un des antidépresseurs les plus utilisés dans le monde depuis le milieu des années 1990. À l'époque, on ne parlait pas de ces dangers. Selon toute vraisemblance, des millions de femmes enceintes dans le monde ont donc été exposées à ce traitement.

Peu après que ces révélations ont éclaté, les plaintes contre Glaxo, le fabricant, se sont multipliées aux États-Unis. On en compte environ six cents actuellement. Et ce n'est sans doute qu'un début. En 2009, l'une d'entre elles a donné lieu à un procès. Mme Kilker, la plaignante, avait mis au monde, en 2001, un bébé atteint d'une triple malformation cardiaque. Pour soigner des attaques de panique, la jeune femme avait pris du Deroxat avant et pendant sa grossesse. Le traitement donnait de bons résultats, mais les examens menés au sixième mois révélèrent que le fœtus était atteint d'une malformation. Les jurés ont reconnu la responsabilité du Deroxat dans ce drame et Glaxo a été condamné à payer 2,5 millions de dollars en dommage et intérêts.

En 2005, l'Agence américaine du médicament (FDA), se fondant sur plusieurs études, a alerté les

1. «Antidépresseurs et malformations congénitales», *Prescrire*, n° 273, juin 2006.

médecins et les patients des risques encourus par le fœtus en cas de prise de paroxétine (Deroxat ou génériques) pendant les premiers mois de la grossesse. De son côté, l'Agence française conseille de n'utiliser la paroxétine pendant la grossesse que « si elle est strictement nécessaire » ajoutant qu'une « interruption brutale du traitement doit être évitée ». La revue *Prescrire* ajoute que si les données les plus inquiétantes concernent la paroxétine, c'est bien « l'ensemble des antidépresseurs IRS qui sont impliqués quant au risque de malformation cardiaque ». *Prescrire* conseille donc aux médecins de bien peser les avantages et les risques avant d'engager leurs patientes dans cette voie à haut risque.

« Une véritable soupe de psychotropes ! » Telle a été la réaction de ce psychiatre à qui j'ai soumis l'ordonnance délivrée à Véronique D., qui elle aussi a commis l'irréparable. Non pas sous l'influence de prises successives de médicaments, mais plutôt à cause d'un breuvage toxique qui n'a pu qu'aggraver son état dépressif et la conduire au pire. En France, deux tiers des consommateurs de psychotropes sont des femmes. Les médecins, considérant qu'elles souffrent plus facilement que les hommes de problèmes psychologiques, ont tendance à avoir la main lourde en matière de prescription. L'histoire qui suit le démontre.

Le 23 juin 2010 à Avricourt, une petite commune de l'Oise, en fin de matinée, Véronique D., une jeune femme de 35 ans, taillade les veines d'Emma, sa petite fille de 3 ans, avant de se mutiler elle-même.

Lorsque gendarmes et sapeurs-pompiers arrivent sur les lieux, ils trouvent la jeune femme inanimée, en arrêt cardiaque, grièvement blessée à un bras et à la carotide. L'un des poignets de l'enfant est sérieusement entaillé.

« C'est maman qui m'a fait ça », explique-t-elle à l'un des pompiers. En dépit des efforts du service de réanimation de l'hôpital d'Amiens, la mère décédera un peu plus tard. Par chance, la petite fille sera sauvée in extremis. Elle vit aujourd'hui avec son père.

« Je connaissais cette femme, confie Roger Parzybut, le maire d'Avricourt. Il y a quelques mois, elle a vécu une séparation d'avec son compagnon. Elle s'est alors installée chez sa mère, au village. Mais depuis, elle était dépressive, soignée pour ça. » De son côté, la mère de Véronique estime que sa fille « était une crème. Elle était incapable de faire du mal à sa petite fille ».

Véronique D. consultait un psychiatre une fois par mois. Selon sa mère, « à partir de fin février, début mars, Véronique s'est renfermée de plus en plus sur elle-même. Elle parlait de moins en moins ». Peu avant le drame, « le psychiatre voulait la faire entrer en clinique pour une cure de trois semaines. On attendait qu'une place se libère ». En attendant, Véronique avalait chaque jour une mixture qui n'a certainement pas arrangé les choses.

Sur une ordonnance du 21 avril, renouvelée le 23 mai, on trouve l'association d'un antidépresseur, le Stablon, avec du Xanax, un tranquillisant, et de la Mépronizine, un autre sédatif utilisé ici comme somnifère (*cf.* ordonnance n° 7 en annexes). « Étrange association, observe le psychiatre que j'ai consulté. Illogique ! Le Stablon à lui seul fait sans doute plus de mal que de bien. C'est une vieille molécule de chez Servier dont l'efficacité n'est pas démontrée. Est-ce réellement un antidépresseur, d'ailleurs ? Rien n'est moins sûr. Quant à la Mépronizine, c'est un anxiolytique déguisé qui cache un neuroleptique. On ne devrait pas l'utiliser. Sa balance bénéfices/risques est en effet défavorable du fait de son profil d'effets indésirables. »

Point de vue partagé par la plupart des praticiens au fait de la pharmacopée. L'un d'entre eux s'étonne que l'on présente souvent le Stablon comme un « antidépresseur léger ». Selon lui, « Ça ne veut rien dire, ou plutôt ça signifie sans doute qu'il est très peu actif, à la limite du placebo, ce qui n'exclut pas des effets secondaires ». De son côté, la revue *Prescrire* conseille de « ne pas l'utiliser chez les déprimés ». Peu après le scandale du Mediator, l'Afssaps a inscrit le Stablon sur une liste de 77 médicaments à surveiller. Pour beaucoup, l'affaire était entendue : le Stablon ne passerait pas l'hiver. Pourtant, l'Agence n'a pas été jusqu'au bout de ses intentions. Sans doute a-t-on voulu éviter au laboratoire Servier une purge complète de son portefeuille produits, lequel avait déjà subi une véritable saignée avec le retrait du marché de plusieurs de ses molécules. Sans doute voulait-on également limiter la casse au niveau des effectifs. Il n'est jamais bon avant les élections de voir gonfler les rangs de Pôle Emploi.

Quant à la Mépronizine, c'est une vieille compote mélangeant deux calmants. L'exemple même de ces molécules toxiques et dénuées d'avantages qui traînent depuis de longues années dans les tiroirs de la pharmacopée française, empoisonnant sans doute des milliers de gens. Coïncidence ? Après sa tentative de suicide, l'ex-bimbo du Loft, Loana, a déclaré qu'elle prenait de la Mépronizine. Depuis plusieurs années, des voix s'élevaient parmi les professionnels de santé pour demander le retrait pur et simple de ce médicament dangereux, en raison d'effets indésirables graves lors d'utilisation à doses usuelles. Notamment des effets cardiaques, cutanés, hématologiques, mais aussi des convulsions, des défaillances cardio-pulmonaires, des comas… Des dangers ignorés par bon nombre de praticiens, y compris parmi les supposés spécialistes.

Hésitant à trancher dans le vif, l'Agence française du médicament a attendu l'année 2010 pour prendre une demi-mesure, restreignant l'utilisation de la Mépronizine à l'insomnie occasionnelle de l'adulte. C'était en réalité reculer pour mieux sauter. En 2011, scandale du Mediator oblige, l'Agence l'a rayé définitivement de la carte.

Une mesure dont, hélas ! Véronique n'a pas bénéficié. Le maire d'Avricourt avait remarqué que la jeune femme « avait le regard vide, qu'elle ressemblait à quelqu'un qui était shooté ». Rien d'étonnant au vu du breuvage qu'elle avalait.

Chaque année, en France, un peu plus de 1,5 million de boîtes de Mépronizine et 3,5 millions de Stablon sont délivrés par les pharmacies françaises, pour un coût total dépassant les 40 millions d'euros[1].

---

1. http://www.ameli.fr/l-assurance-maladie/statistiques-et-publications/donnees-statistiques/medicament/medic-am-2008-2010.php

5

Mortelle camisole

Comment un homme, arrivé à vélo et de son plein gré dans un hôpital, a-t-il pu en ressortir quinze jours plus tard sur un brancard ? Mort ! C'est l'histoire tragique de Philippe V., 46 ans, décédé le 19 février 2008.

Son parcours médical démarre quatre années plus tôt. À l'époque, Philippe est célibataire et ingénieur électromécanicien de métier. Il fait une dépression liée à une déception sentimentale qui s'ajoute à des difficultés professionnelles. Son médecin généraliste lui prescrit un antidépresseur. Sans résultat. Philippe consulte alors un psychiatre qui le met sous Imovane, un somnifère.

Selon son frère, c'est à partir de cette date que Philippe commence à « s'enfoncer ». Il délire, déclare par exemple que ça ne sert à rien de se nourrir. Effet du traitement ou évolution sous-jacente de la maladie ? Difficile à dire. Toujours est-il que, sur les recommandations du psy, Philippe est hospitalisé à l'hôpital Beaujon, à Paris. Il y reçoit un traitement à base de neuroleptiques à faibles doses. Les neuroleptiques sont des tranquillisants très puissants, utilisés dans les pathologies graves de type schizophrénie pour calmer les patients et atténuer leurs délires. Une seule dose normale peut vous faire dormir pendant plusieurs jours. Mais, là encore, ça ne donne pas de résultat satisfaisant.

Les médecins proposent alors de passer à la vitesse supérieure, c'est-à-dire aux électrochocs. Pour beaucoup d'entre nous, le mot électrochocs renvoie aux méthodes barbares dénoncées par Milos Forman dans *Vol au-dessus d'un nid de coucou*. En réalité, la pratique actuelle – rigoureusement encadrée et considérablement remaniée – n'a plus rien à voir avec celles d'avant-guerre. Les électrochocs, encore appelés sismothérapie, restent bien souvent l'ultime recours dans les cas graves de dépression résistant aux médicaments.

Dans un premier temps, les parents de Philippe refusent puis, constatant la dégradation de l'état de leur fils, finissent par accepter. « Après une douzaine de séances, Philippe semblait renaître », témoigne son frère. Il sort de l'hôpital, reprend son travail. La fin du tunnel ? Sa famille l'espère. Hélas, l'espoir sera de courte durée. Philippe, qui vit seul chez lui, perd à nouveau le sommeil, devient agressif. À la demande de ses parents, il est hospitalisé à l'hôpital Henri-Ey, dans le XIIIe arrondissement de Paris.

On lui diagnostique un trouble bipolaire que l'on réussit à « stabiliser par la prise à faibles doses de lithium et d'un antidépresseur sans effet secondaire notable », note le psychiatre Alain Bottéro. Cet ancien chef de clinique à l'hôpital de la Pitié-Salpêtrière, également chercheur à la Harvard Medical School, révulsé par le drame, a rédigé un rapport destiné aux autorités de santé, dans lequel il reprend l'historique des prescriptions administrées à Philippe.

Une fois stabilisé, Philippe semble vraiment tiré d'affaire. Il rentre chez lui. Pourtant, les insomnies ne tardent pas à refaire surface. Pour y remédier, le médecin du centre médico-pédagogique ajoute du Rivotril à l'ordonnance, une benzodiazépine réservée aux cas d'épilepsie; donc, dans le cas de Philippe, prescrite en dehors des indications. Son état empire. Le 28 janvier 2008, nouvelle consultation. Son médecin ne trouve rien de mieux que de quadrupler les doses de Rivotril. Philippe avale dorénavant deux comprimés de 2 mg. Résultat, le remède se révèle pire que le mal. Alain Bottéro note « des effets secondaires contraires à l'effet recherché : aggravation de l'insomnie, agitation, nervosité, irritabilité, tension nerveuse, modification de la conscience ».

C'est alors que Philippe, nerveusement miné par l'insomnie, se rend à vélo à l'hôpital Henri-Ey pour y faire une cure de sommeil. On lui administre alors un cocktail à base de plusieurs neuroleptiques, ainsi que du Rivotril et des hypnotiques, qui assommeraient un cheval dans la minute. Ajoutez à cela de l'Haldol, un autre neuroleptique auquel Philippe est allergique. C'est écrit noir sur blanc dans son dossier médical. L'Haldol provoque chez lui des tics nerveux, appelés dyskinésies en langage médical, de la face ou du corps, que l'on n'arrive pas à contrôler. Un effet secondaire bien connu des neuroleptiques.

Potion amère dont les conséquences ne tardent pas à se faire sentir. L'état de Philippe s'aggrave davantage. « Aucune amélioration du sommeil chez un patient qui ne dormira pratiquement plus pendant quinze jours », pointe encore Alain Bottéro dans son rapport. En revanche, un cortège d'effets secondaires : « perte de poids importante (les derniers jours, le patient ne pouvait pratiquement plus ni boire ni manger), diminution de l'acuité visuelle, hypothermie, tachycardie, irrégularité tensionnelle, anurie, dyspnée, iléus paralytique avec symptômes d'occlusion intestinale, etc. »

Arrêtons le massacre ! aurait hurlé n'importe quelle personne de bon sens. Au lieu de cela, les médecins s'acharnent, répondent par l'escalade médicamenteuse. En dépit des effets indésirables graves, « les posologies de neuroleptiques sont progressivement augmentées jusqu'aux heures précédant le décès, par voie parentérale (perfusion) et sous contention les deux derniers jours ». En effet, le pauvre Philippe, bien que réduit à l'état de légume par les doses massives de camisole chimique qu'il ingurgite, garde une lueur de lucidité. Il refuse de prendre ses drogues, hurle à l'empoisonnement, tente de s'enfuir. Résultat : on le sangle sur son lit. Ses parents, qui avaient l'habitude de lui parler au téléphone, n'arrivent plus à le joindre. Silence radio total.

Pendant ce temps, leur fils s'enfonce lentement dans les ténèbres et, laissé seul dans sa chambre pendant une demi-heure, décède d'un malaise cardiaque avec « cyanose, plafonnement du regard, perte des urines et des selles ». Le 19 février 2008, à 12 heures, Philippe, 46 ans, matricule 20616, meurt dans la solitude sur son lit d'hôpital.

« Aucun lien de causalité, pas de faute professionnelle » : la réaction de la direction de l'hôpital Henri-Ey au dépôt de plainte des parents de Philippe est pour le moins sidérante. En effet, selon l'hôpital, l'enquête diligentée par ses services a montré qu'en « matière de traitement nos protocoles ont été parfaitement respectés[1] ». Voyons cela de plus près (*cf.* ordonnance n° 8, détaillée en annexes).

On sait depuis les années 1960 que les neuroleptiques provoquent des troubles cardiovasculaires – palpitations, tachycardie, syncopes, etc. – responsables

1. *Le Parisien*, 14 juin 2010.

de morts subites. Associer plusieurs de ces traitements revient à multiplier le risque. C'est pourquoi, fin 2001, l'Afssaps a rédigé une liste de douze neuroleptiques susceptibles d'entraîner des arrêts cardiaques. Elle déconseille fortement d'associer sur une même ordonnance deux de ces médicaments. Or, Philippe en a avalé trois : Haldol, Tercian, Nozinan. Un chef de service d'un grand hôpital parisien pouvait-il ignorer les risques graves encourus par son patient ? « La plus élémentaire prudence aurait été de pratiquer, en plus d'électroencéphalogrammes réguliers, un suivi médical strict », tacle Alain Bottero dans son rapport.

Bévues monumentales aux conséquences mortelles, auxquelles il convient d'ajouter de nombreuses irrégularités listées par Alain Bottero. 1/ Hormis à l'admission, aucun bilan sanguin régulier ni urinaire n'a été instauré. 2/ La surveillance lithiémique[1] a été défaillante. 3/ L'association du lithium et de l'Haldol est déconseillée par le fabricant. Enfin, *last but not least*, les recommandations de surveillance cardiaque étroite en cas d'association d'un autre médicament, le Loxapac, avec des somnifères de la famille des benzodiazépines n'ont pas été suivies. Au total, un constat accablant pour l'hôpital, alors même que, la veille du décès, le chef de service mentionnait dans le dossier médical que « le patient ne supporte pas les psychotropes et leurs effets secondaires ». C'était trop tard pour s'en rendre compte. Le lendemain, ce patient rendait l'âme.

Dans ce drame, les surprises ne manquent pas puisque, le corps de Philippe ayant été exhumé, la justice a refusé d'autoriser les analyses de toxicité complémentaires que la famille réclamait. Et ce, alors même

---

1. Surveillance du taux de lithium plasmatique chez un sujet traité par les sels de lithium.

que l'un des experts mandatés a constaté « des lésions cardiaques » et évoqué « une possible décompensation rythmique mortelle par association médicamenteuse ». Anéantie, la famille continue néanmoins son combat pour la vérité et la justice[1].

Elle n'est pas seule. Plusieurs centaines de personnes la soutiennent, parmi lesquelles des professionnels de santé inquiets devant l'explosion de la consommation des neuroleptiques en France. Avec l'apparition de nouveaux traitements, elle prend des allures d'épidémie dans la population générale. Et ce malgré les risques graves.

On sait que les neuroleptiques – qu'ils soient de première ou de deuxième génération – diminuent l'espérance de vie et multiplient par deux le risque de mourir d'un problème cardiaque soudain. Chaque année, dans l'Hexagone, 40 000 adultes apparemment en bonne santé décèdent subitement à la suite, semble-t-il, d'un défaut d'irrigation du cœur. Une partie est-elle imputable aux neuroleptiques ?

Nul doute que ces traitements ont révolutionné le traitement de la schizophrénie, maladie mentale incurable qui a longtemps exigé l'internement à vie des malades. Le premier d'entre eux, le Largactil, a été utilisé à la fin des années 1950 par Henri Laborit. En atténuant les symptômes de grands agités délirants, en proie à des hallucinations, profondément dépressifs par phases, le Largactil et les autres molécules qui ont suivi ont radicalement transformé la vie des hôpitaux et permis à des patients de retrouver une vie extérieure nettement meilleure. Immense progrès donc.

1. Pétition de soutien. http://soutien.philippe.free.fr

Mais chaque médaille a son revers. Dans ce cas précis, ce sont les effets secondaires parfois très lourds des neuroleptiques qui ensuquent les patients, les transforment en légumes ayant totalement perdu goût à la vie. La mémoire défaille, la libido est en berne. Certains sont en proie à des tics, à des tremblements de type parkinsonien… On se souvient du cri d'alarme lancé par Sandrine Bonnaire dans un documentaire sur sa sœur, autiste, réduite quasiment à l'état végétatif par les neuroleptiques[1].

C'est pourquoi l'apparition, à la fin des années 1990, de traitements de deuxième génération, baptisés « antipsychotiques », a suscité de grands espoirs. D'autant que, comme souvent en matière de psychotropes, ils promettaient la lune : une efficacité équivalente à celle des anciens neuroleptiques, mais sans leurs effets secondaires.

Une seconde révolution qui se paie au prix fort. Lancés à grand renfort de pub, Zyprexa ou Risperdal, pour ne citer que les plus connus, coûtent jusqu'à dix fois le prix des vieilles molécules tombées dans le domaine public depuis belle lurette[2]. On était donc en droit d'attendre des miracles. Hélas, il a fallu rapidement déchanter. Car, de fait, l'efficacité des nouveaux entrants n'est pas supérieure à celle de leurs prédécesseurs, mais surtout, contrairement aux affirmations premières, ils présentent également de graves effets secondaires.

Très rapidement, des prises de poids record – jusqu'à 50 kg – et ultrarapides furent observées chez certaines

1. *Elle s'appelle Sabine*, 2007.

2. Une boîte d'Haldol 5 mg de 30 comprimés coûte 3,26 € ; celle du Zyprexa, au même dosage avec le même nombre de comprimés, se paie 61,03 €. Les deux sont remboursés à 65 %.

personnes avalant du Zyprexa. (Les autres antipsychotiques provoquent peu ou prou les mêmes dégâts. *Cf.* ordonnance n° 9, en annexes, le cas de cette jeune de femme 29 ans qui a pris 27 kg et… de la barbe au menton.) Interpellé, pointé du doigt, le laboratoire Lilly, le fabricant, a d'abord contesté tout lien entre son traitement et la prise de poids. Pour lui, tout allait bien. Sa molécule n'engraissait pas seulement les patients mais aussi son chiffre d'affaires, qui tutoyait les 4,5 milliards de dollars annuels. Lilly prétendait tout ignorer d'une relation de cause à effet. Mais la publication dans la presse de documents confidentiels allait signifier la fin de l'innocence. Dans un courriel interne à la firme, datant de 1999, un des cadres écrivait : « Le gain de poids et l'hyperglycémie associés au Zyprexa constituent des menaces majeures pour le succès à long terme de cette molécule d'une importance capitale. »

Impossible désormais de le nier, la multinationale avait bien connaissance du danger. D'un autre également, plus grave encore, le diabète. Peu après, l'Agence américaine du médicament (FDA) confirmera le lien de cause à effet. C'est le début d'une tempête qui s'abattit, outre-Atlantique, sur le géant pharmaceutique. Des milliers de patients, regroupés sous forme de *class action*, se retournèrent contre l'industriel, qui paya, en 2005, 700 millions de dollars de dommages et intérêts à 8 000 patients. Puis, plus tard, 500 autres millions. D'autres procès sont toujours en cours. Les avocats des plaignants s'appuient largement sur les révélations du *New York Times* qui a publié une rafale de documents internes tendant à démontrer que le fabricant du Zyprexa a dissimulé des données aux autorités de santé. Un rapport interne expliquait ainsi que, sur la base de 70 études, on avait noté une prise de poids de 30 kg en moyenne chez 16 % des patients. Or, la FDA avait reçu des données beaucoup plus… légères.

Le *New York Times* révélait également que Lilly avait cherché à élargir l'utilisation du Zyprexa à d'autres indications. En janvier 2009, la compagnie plaidait coupable et acceptait de payer 1,4 milliard de dollars pour pratique commerciale illégale. Bien que le Zyprexa n'ait pas démontré d'efficacité dans la maladie d'Alzheimer, Lilly poussait les médecins à le prescrire dans cette voie.

Pratique classique dans la grande pharmacie. On commence par positionner son médicament dans un marché étroit, une « niche » en langage marketing, puis on grignote petit à petit sur d'autres pathologies. Au vu des effets secondaires, il y a de quoi être inquiet dans le cas du Zyprexa et des autres antipsychotiques. L'envolée de ces traitements en France confirme en effet une utilisation « hors des clous ». Pour preuve, entre 2004 et 2009, les montants présentés au remboursement à la Sécurité sociale sont passés de 90 à 125 millions d'euros (+ 30 %) pour le Zyprexa, et de 46 à 92 millions pour le Risperdal (+ 100 %).

Les autres – Abilify, Leponex, Xeroquel – voient également leurs ventes grimper en flèche. Des chiffres qui indiquent clairement que les prescripteurs font leur tambouille avec ces molécules pourtant extrêmement dangereuses. Les trois témoignages ci-dessous le démontrent.

« Je prends du Zyprexa 10 mg, raconte cet homme, depuis quasiment deux mois et quand je me réveille le matin, je ne me sens vraiment pas bien : j'ai l'impression de ne pas être réveillé, je n'arrive pas à me concentrer, j'ai la vision floue, qui part dans tous les sens et des tremblements. En fait, j'ai l'impression que mon corps ne m'appartient plus.» Une femme, insomniaque depuis plusieurs années: «Je m'endors habituellement vers 3 ou 4 heures du matin… La première fois que j'ai avalé cette pilule de Zyprexa, vers 23 heures, je suis tombée dans les bras de Morphée une heure après et j'étais totalement amorphe la journée suivante, une vraie loque. Je me suis dit que cette fatigue inhabituelle était sûrement explicable. Le deuxième jour de prise, idem: une heure après, j'étais morte sur mon canapé, et morte vivante la journée du lendemain… J'ai dû capituler! Ce médicament (je ne me permettrais pas de dire que c'est une merde… quoique) est vraiment puissant!» Une autre encore: «Je suis devenue un légume vivant. Je n'arrivais plus à me concentrer, à me réveiller. Le fait d'ouvrir les paupières me paraissait miraculeux. Je n'avais plus de force, ma tension avait chuté. J'étais molle, sans réaction quelconque, sans envie parce que j'étais beaucoup trop faible. J'étais morte. Je n'étais pas dans mon corps, je le transportais mais il ne me servait à rien, il était lourd.» Pas moins!

Le professeur David Healy, psychiatre et psychopharmacologue, expert internationalement reconnu, a observé que le taux de suicides, de morts et de tentatives de suicide liés au Zyprexa ayant eu lieu pendant les essais cliniques de précommercialisation a été «plus élevé que tout autre médicament psychotrope dans l'histoire».

«Pendant longtemps, souligne Alain Bottero, on a pensé que les neuroleptiques étaient des produits peu ou pas toxiques. Conséquence: en cas de non-réponse, il suffisait d'augmenter les doses jusqu'à obtenir une réponse. Et ceci sans limites. Jusqu'à ce que l'on prenne conscience lentement que "plus", ce n'était pas "mieux", mais “pire”. Jusqu’à ce que les effets se retournent contre celui qui est censé en tirer un bénéfice. »

Plus grave pour les patients : les posologies administrées aux schizophrènes par les médecins ont toujours été très approximatives et varient largement d’un praticien à l’autre. Dans un article consacré à ce sujet, Alain Bottero donne de saisissants exemples de ces écarts quand on les compare avec les dosages préconisés par les Américains ou les Anglais. C’est le cas du Moditen, un neuroleptique particulièrement puissant. Dans le Vidal français, les posologies s’étalent de 25 mg à 800 mg par jour, tandis qu’en Angleterre ou au États-Unis, les doses varient de 2,5 mg à 10 mg ! Dans de nombreux cas, les écarts oscillent de 10 à 80 selon les pays.

Contrairement aux idées reçues, la grande majorité des schizophrènes, « ces promeneurs du dimanche » comme on les appelle, ne présentent aucun danger pour la société. Certains parviennent à trouver un équilibre psychique, voire à mener une vie quasi normale, avec de faibles dosages de médicaments qui ne les assomment pas. Pourtant, les médecins restent assez démunis, car bon nombre de patients ne répondent pas aux neuroleptiques, qu’ils soient anciens ou nouveaux. Environ 30 % ne répondent pas du tout et 50 % répondent partiellement. Une étude américaine, réalisée sur un échantillon de plusieurs milliers de schizophrènes, montrait que 75 % d’entre eux arrêtaient leurs traitements, soit en raison d’un manque d’efficacité, soit à cause des effets secondaires.

Malgré cela ou peut-être à cause de cela, les médecins ont tendance à charger la barque en multipliant les traitements ou en prescrivant des doses de cheval (*cf.* ordonnance n° 9 bis, détaillée en annexes). Pour une raison simple, explique Alain Bottero : la schizophrénie fait peur à la plupart des psychiatres. Ils se disent « ma responsabilité est engagée ». C'est pourquoi ils forcent la dose. « C'est devenu un dogme que tout patient schizophrène doit être mis sous neuroleptique, et à vie, en plus. »

Confronté à ce dilemme, Alain Bottero a fini au fil de son expérience par emprunter d'autres chemins. « Je prescris de moins en moins, dit-il, j'écoute. L'essentiel, c'est de prendre du temps avec les gens. Ils ont besoin de parler. La première fois, je les vois pendant une heure ou une heure et demie. » Le psychiatre fait le constat que le délire des schizophrènes vient d'un état de stress intense sur fond de fragilité psychique. Difficile pour eux de mener la même vie que les autres, de faire des études, travailler, etc. Car, à tout moment, leur cerveau peut s'enflammer sous la pression d'un stress. C'est pourquoi ils ont besoin de vivre dans un univers où ils se sentent bien, protégés. « J'explique ça aux familles et j'essaie de les convaincre de leur trouver un toit et un financement, une aide de l'État ou d'un organisme, pour qu'ils puissent vivre tranquillement, sans stress. » Et le psychiatre se prend même à rêver : « Avec l'argent gaspillé dans des médicaments très chers, prescrits à vie, mais pourtant de faible efficacité, on pourrait faire tant de choses pour les schizos. Mais, si vous dites ça aux psys, ils vous regardent avec des yeux ronds. » Vaste programme, en effet[1].

---

1. À lire, *Un autre regard sur la schizophrénie*, Alain Bottéro, Odile Jacob, 2008.

6

L'énigme de Sceaux

Faut-il avaler des médicaments lorsqu'on se plaint de stress ou de légers problèmes de sommeil ? Au risque de réveiller en soi un volcan endormi ? C'est toute la question que pose le drame de Sceaux. Au printemps 1996, il provoque la stupeur et fait les gros titres de la presse.

Ce mardi 8 avril, en début d'après-midi, des jeunes du lycée Lakanal de Sceaux, inquiets de l'absence dans la matinée de leur camarade Adam Z., se rendent à son domicile. La famille Z. habite un pavillon entouré d'un jardin, un peu en retrait de la rue. Ils sonnent, mais on ne répond pas. Les ados appellent alors plusieurs fois Adam du portail. Toujours pas de réponse. La maison semble vide de toute présence humaine.

Intrigués, certains d'entre eux décident de sauter par-dessus la grille verrouillée. À l'approche de la maison, l'un des jeunes aperçoit par la fenêtre un corps suspendu à une rampe d'escalier. « Un mannequin en chiffon, se dit-il. Adam nous fait une blague. » Pourtant, très vite, la vérité saute aux yeux : le corps est bien réel. Il s'agit de celui de Marguerite Z., la mère de leur copain. Horrifiés, les ados s'enfuient à toutes jambes et préviennent le commissariat.

Sur les lieux, les policiers découvrent un véritable carnage. Marguerite Z., 46 ans, est pendue dans l'escalier. Au premier étage, ils trouvent le jeune Arthur,

12 ans, en position demi-allongée, attaché à la rampe d'escalier par un nœud coulant. Le rapport d'autopsie note qu'il porte des « traces multiples au niveau de la région cervicale antérieure, évoquant des griffures ». Mort par asphyxie.

Un peu plus loin, Adam, 16 ans, gît dans sa chambre à côté de son lit. Le légiste note « une plaie béante au niveau du cou, côté gauche ». Sa mort a été provoquée par « une hémorragie externe due à la section des carotides extérieure et intérieure gauches ». Le cauchemar continue avec la découverte du corps de Piotr, 49 ans, mari de Marguerite Z. et père des enfants. Les policiers le trouvent dans son lit baignant dans son sang, « ses vêtements lacérés au niveau de l'épaule droite », une plaie béante au niveau du cou. La section de la carotide droite a entraîné sa mort, également par hémorragie. Le pauvre Piotr a fait l'objet d'un véritable acharnement. D'après le légiste, il a subi « un égorgement cervical droit et antérieur de 23 cm de long » ; son larynx porte la trace de sections multiples « effectuées du vivant du sujet ». Un massacre vraisemblablement perpétré avec une arme dentelée, telle qu'une scie ou un couteau.

Qui a bien pu commettre de telles horreurs ? Les policiers sont saisis par le contraste entre ces crimes sanglants et l'état du pavillon. « Aucun désordre, tout est net, comme si tout avait été rangé », constate l'un d'entre eux. Rien ne semble avoir été volé. On cherche en vain l'arme qui a servi à tuer Piotr et Adam. Cet acte odieux a-t-il été perpétré par une ou plusieurs personnes extérieures ? S'agit-il d'un drame familial à huis clos ? Les enquêteurs balancent entre ces deux hypothèses. En particulier, ils sont intrigués par les deux modes opératoires distincts : deux pendaisons et deux crimes à l'arme blanche. Autre contraste saisissant entre deux corps « massacrés dans des conditions épouvantables », la gorge tranchée dans leur lit respectif, et deux autres « morts plus proprement, si j'ose dire », note encore un policier. Dans quel ordre s'est produit l'enchaînement meurtrier ? Les enquêteurs vont très vite répondre à cette question en reconstituant le scénario du crime. Et, bien vite, la vérité leur apparaît dans sa nudité glaciale : Marguerite Z. a massacré toute sa famille avant de se donner la mort.

Pour les voisins, les proches ou la famille, c'est la stupeur, l'incompréhension. Inimaginable ! D'origine polonaise, Marguerite et Piotr ont débarqué en France au début des années 1970. Tous deux étudient à l'école des Beaux-Arts de Paris. Période bénie d'un couple de créateurs enthousiastes et boulimiques. « On arrivait avec un bagage conséquent, disponible pour tous, avec un appétit de découvertes faramineux », racontera plus tard Marguerite dans un magazine spécialisé.

Devenus architectes, ils créent leur propre agence qui monte en puissance et en réputation tout au long des années 1990. Ils font d'abord dans le bio climatique, l'alternatif, gagnent des concours, construisent des logements, des lycées, un hôtel de police, une cité scolaire, etc. Le chiffre d'affaires suit. Au moment du drame, l'agence croule sous les projets d'envergure. « Deux archis sympa, intelligents, des gens de valeur », observe un confrère. Pas un nuage donc, versant professionnel.

Du côté des amis, on ne veut pas y croire. Une proche raconte : « Je les ai vus le 19 mars, tout baignait. Ils étaient bien dans leur peau, travaillaient beaucoup et, pour le reste, s'occupaient des enfants. Des gens tout à fait équilibrés. Le couple ne rencontrait pas de difficultés. » Un autre ajoute : « Ils étaient toujours blagueurs, de bonne humeur, sympa. Ils n'avaient pas d'ennemis déclarés. »

Pour la sœur de Marguerite, « il est tout à fait impossible que ma sœur soit à l'origine de la mort de son mari et ses enfants ». Elle précise : « On l'a vue la dernière fois le week-end précédant les faits, à Sceaux ; on n'a rien constaté d'anormal. » Même son de cloche du côté du frère de Piotr : « J'ai du mal à concevoir que ma belle-sœur pourrait être à l'origine de ces morts, déclare-t-il à la police. Elle adorait ses enfants et s'en occupait comme il le fallait. »

Marguerite est décrite comme une femme énergique, battante, en aucun cas suicidaire ou dépressive. Un gros chantier en cours la rendait anxieuse, semble-t-il. Son mari ? Pour tous, un homme très équilibré, calme et positif.

L'ensemble des témoignages réunis par les gendarmes dresse le profil d'une famille unie, heureuse, sans problème particulier. Marguerite, femme très méthodique et maniaque de la propreté, s'occupait de la gestion du foyer. Catherine, leur ancienne secrétaire, se souvient d'elle comme d'« une main de fer dans un gant de velours ». « Elle était extrêmement exigeante, aussi bien pour elle-même que pour les autres, confie-t-elle. Dans le cabinet, c'était elle la gérante, une vraie femme d'affaires. Elle s'occupait des contacts avec les clients, des réunions de chantier, etc. Piotr, à l'inverse, c'était le créatif, l'artiste. » Un profil un peu plus effacé que sa femme mais un homme jovial, entretenant de bonnes relations avec tout le monde, constamment de bonne humeur, plein d'humour et gentil.

Rien de bien particulier non plus à signaler du côté des enfants. « Cette famille était vraiment unie, racontera un des copains d'Adam. Ils faisaient beaucoup de choses ensemble. Adam, malgré ses 16 ans, continuait de sortir avec ses parents. L'été dernier, il avait encore passé un mois complet en vacances avec eux. »

Dans la chambre des parents, on trouve un livre de photographies au titre inquiétant, *Enfers*, contenant des images d'inspiration morbide liées à la sexualité et à la mort. Qui le lit : Marguerite ou Piotr ? On ne le saura pas. Dans la même veine, celle de l'horreur, la presse parlera beaucoup à l'époque de *Copycat*, un film que la famille serait allée voir, le dimanche précédant le crime, au cinéma Gaumont Alésia, dans le XIVe arrondissement. L'histoire d'un tueur en série où se mêlent strangulations et décapitations. En réalité, rien ne permet d'établir avec certitude que la famille a vu ce film. Au même cinéma et à la même heure se jouait également… *Toy Story* !

Le père de Marguerite, un universitaire renommé, spécialiste de l'histoire française du XVIIe siècle, totalement abasourdi lui aussi, expliquera aux gendarmes qu'il voyait sa fille régulièrement. La dernière fois, c'était le week-end précédant les faits. Il n'avait rien constaté d'anormal. Selon lui, Marguerite n'était ni dépressive ni abattue. Il remettra à la police une cassette de son répondeur téléphonique ayant enregistré l'ultime message que lui avait laissé sa fille, le lundi de Pâques – soit la veille des faits –, à propos d'une soirée que la famille devait passer avec des amis rencontrés en forêt de Fontainebleau. Vérification faite, l'appel provenait d'une cabine proche du pavillon de la famille Z. Passé à 11 h 50, il avait duré 40 secondes. Un indice ?

Confrontés à une énigme, sans piste sérieuse, les enquêteurs espèrent beaucoup des analyses toxicologiques.

D'autant qu'ils ont trouvé dans le sac à main de Mme Z. la copie d'une ordonnance rédigée par un médecin généraliste exerçant à proximité de l'agence des deux architectes.

Et, de fait, les analyses parlent. Elles révèlent la présence, dans le sang et les urines du mari et des enfants, de lorazépam, un anxiolytique de la famille des benzodiazépines très connu sous le nom de marque Temesta. On en trouve également dans le sang et l'estomac de Mme Z., ainsi que de la miansérine et ses métabolites[1]. La miansérine est un antidépresseur – nom de marque Athymil – qui possède un effet régulateur sur le sommeil et une action anxiolytique.

Pour les enquêteurs, qui entre-temps ont exclu la piste d'une personne extérieure à la famille, un scénario commence à se dessiner. Lors du repas du dimanche soir, Marguerite Z. a fait ingurgiter un peu de Temesta à ses enfants et à son mari de façon à provoquer chez eux une légère somnolence. Dans son rapport de clôture d'enquête rédigé le 11 mars 1997, le commissaire Patrick note que « les assassinats ont été commis sur Piotr et Adam dans les heures qui ont suivi le repas du dimanche soir et alors que les victimes, sous l'effet des comprimés de Temesta absorbés, dorment dans leur lit. L'assassinat d'Arthur par strangulation aura lieu un peu plus tard dans la nuit ».

Marguerite Z. procède alors au nettoyage des lieux et de certains effets – vêtements, tapis de la salle de bains – et fait disparaître l'arme du crime, probablement un couteau de cuisine à dents de scie, qu'on ne retrouvera pas. L'a-t-elle jeté dans une poubelle à l'extérieur, dans une bouche d'égout ?

---

1. Métabolite : produit intermédiaire résultant de la transformation d'une substance chimique dans l'organisme lors d'un processus métabolique.

Selon toute vraisemblance, elle débranche ensuite la fiche du combiné téléphonique et sort de la maison pour téléphoner d'une cabine à son père, expliquant sur son répondeur que la famille a rendez-vous avec de mystérieux amis dans la forêt de Fontainebleau. Puis, de retour à la maison, elle met fin à ses jours par pendaison.

Mais pourquoi un tel déferlement d'horreur, que rien ne semble justifier ? Aucun mobile. Pas de problèmes familiaux, pas de difficultés financières, une réussite professionnelle avérée, une famille heureuse, un couple uni. Un vrai mystère.

Une question trotte dans la tête des enquêteurs : pour quelle raison le docteur W., médecin généraliste de Marguerite Z., lui a-t-il prescrit ces deux médicaments, le Temesta et la miansérine ? Entendu une première fois le 15 avril 1996, le médecin déclare d'abord aux policiers « que Mme Z. souffrait de stress », avant de se retrancher derrière le secret médical. Une attitude guidée par le fait que sa déclaration pose problème ? Peut-être ! En effet, si Mme Z. souffre simplement de stress, pourquoi lui prescrire un antidépresseur ?

Pour en savoir plus, le 24 octobre 1996, Mme Nelly Delfosse, juge d'instruction auprès du tribunal de grande instance de Nanterre, demande l'audition du docteur W. par deux experts, un médecin légiste et un psychiatre. Mission leur est donnée : 1/ de vérifier que les prescriptions médicales ont été conformes aux règles de l'art ; 2/ de chercher à savoir si les médicaments ont pu entraîner des modifications du comportement. Cette audition permet de reconstituer, sur la base des documents fournis par le médecin, le parcours médical et thérapeutique de Marguerite Z.

On y apprend que lors de la consultation du 2 janvier 1996, Mme Z. se déclare angoissée. Elle explique qu'elle dort mal depuis plusieurs semaines malgré la prise épisodique de Temesta 1 mg. Le médecin note également une perte d'appétit, mais pas d'idées suicidaires. Il renouvelle le Temesta 1 mg et prescrit un traitement non pas de miansérine comme on pourrait le penser, mais de Stablon, autre type d'antidépresseur, déjà évoqué dans un autre chapitre[1], qualifié de léger, fabriqué par le laboratoire Servier.

Les difficultés présentées par Mme Z. justifient-elles la prise d'un traitement antidépresseur ? En principe, selon la bible des psychiatres, cinq symptômes au moins sur les neuf susceptibles de caractériser une dépression doivent être avérés pour porter un diagnostic. Au moins un de ces symptômes doit correspondre à une humeur dépressive ou à une perte d'intérêt.

En l'occurrence, aucune des conditions n'est réunie. Certes, Mme Z. fait face à des difficultés « de la vie » dues pour l'essentiel à des échéances professionnelles, mais elle n'est pas dépressive. Un psychiatre à qui j'ai présenté le dossier le confirmera.

On l'a vu : la plupart des praticiens au fait de la pharmacopée doutent que le Stablon soit un véritable antidépresseur et qu'il soit efficace. « Sur le plan pharmacologique, c'est une molécule curieuse, observe le professeur Patrick Martin. Il semble qu'à l'inverse des antidépresseurs de la famille du Prozac qui, eux, augmentent le taux de sérotonine dans le cerveau, le Stablon le diminue. »

En 1989, la revue *Prescrire* écrivait dans son dossier d'évaluation que « le Stablon n'a pas été testé dans les

1. *Cf.* le chapitre « Bébés par la fenêtre », p. 63.

dépressions graves, ni dans des dépressions plus légères contre placebo. Difficile donc de se faire une idée précise de l'efficacité de ce traitement[1] ». Cinq ans plus tard, ses conclusions restent inchangées. Les études comparatives susceptibles d'apporter la preuve de l'efficacité du Stablon n'ont pas été menées. La revue en conclut donc qu'« en l'état actuel des connaissances, le Stablon n'a rien apporté de nouveau ». Pourtant, comme dans le cas du Mediator, cela n'empêchera pas la Commission de transparence de renouveler son autorisation de mise sur le marché en 1995, 1998, 2001 et 2006. Bien qu'aucune réévaluation n'ait été menée !

Pourquoi le docteur W. a-t-il donc choisi le Stablon plutôt qu'un autre ? Sans doute parce le laboratoire Servier l'a lancé comme « un nouveau psychotrope qui préserve l'hippocampe des méfaits du stress ». Son cœur de cible, comme disent les marketeurs, ce sont « les personnes particulièrement fragiles sur le plan émotionnel et affectif ». Servier n'y est pas allé avec le dos de la cuillère, qualifiant son produit de « nouveau médicament qui devrait marquer notre époque » en raison de ses propriétés essentielles qui sont, selon lui, « d'accélérer la vitesse de récupération d'un certain nombre de cellules nerveuses particulièrement vulnérables au stress ». Un discours plus ou moins ésotérique qui découle du dossier de pharmacologie animale présentée par la firme pharmaceutique.

Des affirmations battues en brèche par la revue *Prescrire*. « Il n'existe aucune relation de cause à effet démontrée entre les mécanismes d'action hypothétique d'une molécule chez l'animal et une quelconque action

1. Juillet-août 1989, tome 9, n° 87.

antidépressive (ou plus généralement psychotrope) en clinique humaine », précise la revue. Seules les études chez l'homme, rigoureuses et adaptées, peuvent rendre compte de l'activité thérapeutique réelle d'un psychotrope. Or, précisément, c'est là que le bât blesse, puisque les tests ne sont guère convaincants. Début 2012, une ancienne visiteuse médicale de chez Servier était interrogée dans le cadre de l'affaire Mediator par les gendarmes de l'Office central de lutte contre les atteintes à l'environnement et à la santé publique (OCLAESP). Elle déclarait avoir quitté le laboratoire en 1999, après dix années d'activité, lassée de raconter « sûrement n'importe quoi » aux médecins pour promouvoir des produits dont la qualité était fondée « sur des études animales ou sur des études avec des arguments sans réelle valeur ».

Par quel miracle le Stablon a-t-il pu obtenir une autorisation de mise sur le marché ? Réponse de notre consultant psychiatre : « C'est très simple : des médecins grassement rémunérés par la firme bidouillent des études qui ont l'air de tenir la route. Les mêmes s'occupent ensuite de faire passer la pilule auprès des autorités de santé. À l'époque, on n'était pas très regardant sur les études. » Ni pour le Mediator, ni pour le Stablon, ni pour les autres molécules du groupe récemment mises sur la touche. Un constat qui pourrait s'appliquer à la moitié des médicaments actuellement sur le marché français.

Mais revenons aux consultations de Marguerite Z. La seconde a lieu le 12 janvier, soit dix jours après la première. La patiente déclare à son médecin qu'elle se sent « améliorée ». Observation de notre consultant psychiatre : « Impossible que ce soit l'effet du traitement, le délai est trop court. » Il ajoute : « Plus l'amélioration est rapide, plus l'effet placebo est fort. » De même, Marguerite Z. a réduit d'elle-même sa consommation de Temesta à un demi-comprimé le soir. « Un dosage à la limite du placebo », souligne le psychiatre.

Nouvelle consultation, le 19 février. Mme Z. se déclare « très améliorée », « moins inhibée » dans son travail. Elle a réduit d'elle-même le Stablon à deux comprimés par jour. Le médecin, qui perçoit chez elle « quelques traits d'anxiété résiduelle et une certaine tristesse », conseille de revenir à la posologie de trois comprimés par jour, le Temesta restant à un demi-comprimé par jour.

Tout change lors de la consultation du 18 mars. Le médecin note : « Le sommeil ne s'est pas amélioré. Difficultés d'endormissement et quelques éveils nocturnes. » Il décide alors de sortir l'artillerie lourde en prescrivant la miansérine – à la dose de 30 puis 60 mg –, un antidépresseur anxiolytique et hypnotique considéré comme efficace, même si *Prescrire* note que « les résultats des essais cliniques concernant la miansérine ne sont pas toujours concordants ». La même question de fond se pose : quelques éveils nocturnes justifient-ils un tel traitement ?

Probable qu'une activité physique aurait été bien plus efficace. Le sport a un effet formidable sur le cerveau. En Grande-Bretagne, le ministère de la Santé recommande aux médecins de prescrire une activité physique plutôt que des médicaments en cas de dépression légère ou modérée. Mais, en France, 95 % des consultations se terminent par une ordonnance. Contre 45 % au Danemark. « Si je ne donne pas de médicaments, j'ai l'impression qu'il manque quelque chose », confie ce médecin généraliste. Ceci explique sans doute cela.

Notons que le médecin ne pratique pas de jachère thérapeutique comme le conseillent les recommandations officielles. Pendant plusieurs jours, Mme Z. va donc cumuler les deux médicaments – Stablon et miansérine – dans son organisme. Or, l'association est déconseillée en raison d'« effet antagoniste ». Un simple coup d'œil à la fiche Vidal permet de le savoir.

Suite et fin des consultations de Marguerite Z. Le 4 avril 1996, après avoir déclaré se sentir « totalement améliorée », elle demande à son médecin l'autorisation d'interrompre tout traitement psychotrope. « L'amélioration est trop récente, il faut poursuivre », répond le docteur W. Quatre jours plus tard, Marguerite Z. commet l'irréparable en massacrant toute sa famille.

La tambouille chimique qu'elle a avalée a-t-elle pu enflammer le cerveau de Mme Z. au point de lui faire perdre l'esprit ? Les deux experts mandatés par le juge notent qu'elle ne présentait pas « d'antécédents psychiatriques majeurs ». Son état, constatent-ils, ne l'a pas empêchée de préparer les vacances d'été de la famille, puisqu'elle avait réservé un séjour en compagnie de son beau-frère à Jersey. Dans leurs conclusions, ils exonèrent le médecin – dont le diagnostic est pourtant douteux – de toute responsabilité, estimant que sa « pratique a été conforme aux règles de l'art ». La confraternité a du bon.

Mme Z. n'avait peut-être pas d'antécédents psychiatriques, mais sans doute présentait-elle, au tréfonds d'elle-même, une invisible fêlure. On ne peut exclure l'hypothèse que le Stablon et la miansérine, dont, rappelons-le, l'association est déconseillée, aient pu agir comme des explosifs déposés dans la faille de sa personnalité. La plupart des praticiens interrogés jugent le Stablon peu efficace. Une prescription symbolique, donc. Pour autant, il n'est pas dénué, même s'ils sont rares, d'effets secondaires, parmi lesquels insomnie ou cauchemars. Certains en font les frais. « Depuis que je prends du Stablon, témoigne cette femme, je me sens déstabilisée. Moi qui étais d'un tempérament calme, me voici agressive et très active, trop à mon avis. J'ai des difficultés de concentration, des trous de mémoire, un manque d'appétit, parfois de curieux vertiges. » Une autre constate qu'elle n'est plus la même personne. « J'ai complètement changé. Je trouve que le Stablon déstabilise beaucoup le comportement. Je suis réveillée plusieurs fois dans la nuit, je me sens tout énervée. J'ai parfois des tremblements dans la journée, et souvent le soir, avant d'aller me coucher, j'ai des crises d'angoisse qui me donnent de folles pulsions alimentaires. » Un troisième : « J'ai pris du Stablon pendant trois semaines. Résultat : mon état a empiré et j'avais des idées noires. »

Quant à la miansérine, jugée beaucoup plus efficace, elle n'est pas non plus sans danger. Au menu des effets secondaires : levée de l'inhibition psychomotrice, troubles de l'humeur, accès maniaques, délire, réactivation de l'anxiété, idées suicidaires…

Dès lors, prescrire ces deux potions à quelqu'un qui présentait des troubles légers se justifiait-il ? La question est toujours d'actualité tant les ordonnances françaises regorgent de mélanges de psychotropes prescrits pour des troubles bénins. Mais ce continent noir de l'affaire n'a pas été exploré par les experts. Ils se contenteront de conclure que leurs « constatations posent plus de questions qu'elles n'apportent de réponses ». Un diagnostic erroné, des prescriptions douteuses, un changement de traitement qui ne s'imposait pas vraiment… Il y avait pourtant là tous les ingrédients d'un cocktail explosif.

7

Ordonnances : on empile !

Six médicaments psychotropes alignés sur l'ordonnance d'une personne alcoolique mentalement fragile. Le médecin prescripteur devrait-il avoir le droit d'exercer la médecine ? Les magistrats du tribunal de grande instance de Sens ne se sont même pas, semble-t-il, posé la question. Et l'un des experts viendra expliquer à la barre, sans rire, que le « traitement médical donné est à mettre en relation avec l'importance de la maladie ». Pourtant, n'importe quel praticien sérieux et compétent sait qu'au-delà de trois médicaments associés sur une même ordonnance, on multiplie les risques. Alors, six psychotropes – antidépresseurs, anxiolytiques, neuroleptiques, somnifères… – auxquels s'ajoutent de la pommade à base de cortisone, du Diantalvic, du Doliprane et… de l'alcool, autant dire qu'on avait installé une bombe à retardement dans le cerveau de Didier Foulon, 33 ans, au moment des faits (*cf.* ordonnance n° 10 en annexes).

Elle n'a pas manqué d'exploser. Dans la nuit du 18 septembre 1995, l'homme se lève comme un automate, entre dans la chambre de son bébé qui dort à poings fermés, l'arrache à son lit et, sans savoir pourquoi, marche le long de l'Yonne avant de le jeter par-dessus le pont. Il expliquera avoir agi « de manière calme, non préméditée, froide, sans finalité compréhensible ».

Ce matin-là – le jour du meurtre – vers 10 heures, il s'est réveillé dans un état qu'il qualifie de « retour de manque », ressentant des nausées. Un sentiment de malaise accompagné de tremblements. Des symptômes qu'il impute au besoin d'alcool. Vers 11 heures, il achète une boîte de comprimés de Néocodion – antitussif souvent utilisé par les usagers d'héroïne du fait de la présence de codéine – dans une pharmacie. Il en avale de temps à autre pour éviter de reprendre de l'alcool et calmer les symptômes de manque.

En début d'après-midi, il absorbe cinq ou six comprimés. À partir de là, les choses deviennent floues dans sa mémoire. Il dit garder un souvenir imprécis de cette journée. Ainsi, il ne se souvient pas qu'il a été malade ou qu'il a vomi.

Le Néocodion vient s'ajouter au traitement de cheval prescrit par son médecin. De l'Haldol, un neuroleptique indiqué dans le traitement des troubles psychiques de type schizophrénie, dont l'ivresse est l'une des contre-indications. De l'Atarax, un anxiolytique. Du Prozac – deux fois par jour, soit le double des doses habituelles –, sans doute pour réveiller le bonhomme ensuqué par les deux traitements précédents. De l'Aotal, destiné à diminuer l'appétence à l'alcool. Avant d'aller se coucher, Didier Foulon absorbe également du Tercian, un autre neuroleptique. Notons que les autorités de santé déconseillent l'association des deux molécules, Tercian et Haldol. Et, pour faire passer le tout, il prend du Rohypnol, un puissant somnifère de la famille des benzodiazépines connu, entre autres, pour créer des états confusionnels et une levée de l'inhibition.

Avant de se coucher, l'esprit embrumé, Didier Foulon va promener son chien. Vers 23 h 30, il se couche. La position horizontale ne lui réussit pas. Il se sent mal, sa « tête tourne », il a l'impression d'être « comateux », ressent le besoin de prendre de l'alcool. C'est à ce moment-là qu'il se lève pour aller chercher le bébé dans sa chambre. Il l'enveloppe dans une couverture avant de l'emmener sur les bords de l'Yonne.

D'après les enquêteurs, il aurait attendu que sa compagne soit endormie avant de se lever. Par la suite, une fois son forfait accompli, il simulera un enlèvement, laissant la lumière du couloir allumée et la porte de la maison ouverte, avant d'avertir sa compagne de la disparition de l'enfant et de prévenir les gendarmes. Un stratagème délirant qui ne les trompera pas longtemps.

Didier Foulon passe très vite aux aveux. Il n'aimait plus son fils, dit-il, il en était jaloux, sa compagne s'occupant plus du bambin que de lui. Son geste, il y a pensé à plusieurs reprises, un mois auparavant et le soir même, en promenant son chien au bord de l'Yonne.

« Il était comme un zombie », remarqueront son frère et sa mère à l'audience. « Je ne reconnaissais plus mon fils », témoignera son père. À la barre, Georges-Alexandre Imbert, le président de l'Association des victimes de maladies et accidents liés aux médicaments, et l'auteur d'un ouvrage sur les crimes commis sous tranquillisants[1], expliquera que « le traitement prescrit par le médecin était un cocktail explosif ».

Dans son rapport, le médecin expert affirmait que la prise de ces médicaments avait pu provoquer « des troubles du comportement et des actes aberrants » et faciliter le passage à l'acte. Pourtant, à la barre, il reviendra sur sa position, niant toute irresponsabilité de l'accusé. « La volonté d'agir était réelle et il n'y a

1. Georges-Alexandre Imbert, *Crimes sous tranquillisants*, Éditions du Dauphin, 2011.

là aucun automatisme lié à une surdose médicamenteuse», arguant que l'accusé se souvenait précisément de son acte.

«C'est moi qui l'ai tué, mais cela ne veut pas dire que je ne l'aimais pas.» C'est la dernière déclaration de Didier Foulon. Un repentir qui lui vaudra d'éviter la perpétuité.

Au terme de deux heures trente de délibérés, les jurés l'ont jugé coupable d'avoir tué son fils dans la nuit du 18 au 19 septembre 1995, en le jetant dans l'Yonne d'un pont du village où il habitait. Ils ont ajouté deux circonstances aggravantes au meurtre: l'âge de l'enfant, 16 mois, et la préméditation. Didier Foulon a été condamné à vingt ans de réclusion criminelle. Il ne s'agit pas ici de l'exonérer de ses responsabilités ni de l'ignominie de son geste mais de constater que le cocktail qu'il avalait a sans doute miné davantage un terrain mental déjà fragile. Par chance, son médecin traitant était diplômé en alcoologie!

Un cas exceptionnel? Pas sûr, hélas! Beaucoup d'ordonnances françaises sentent le soufre. On trouve couramment deux ou trois tranquillisants associés à plusieurs antidépresseurs, le tout pimenté de neuroleptiques. De véritables poudrières pour le cerveau. Le psychiatre Alain Bottero décrit le processus de prescription: «Vous commencez par un antidépresseur et un tranquillisant. Ça va mieux mais vous dormez mal? Pas de problème, on rajoute un somnifère. Vous êtes angoissé? Pas de problème, prenez un neuroleptique. Ah! Ça vous donne des tremblements. Pas de problème. On va corriger ça avec un autre traitement. Vous avez de l'hypotension?» Et ainsi de suite. Au besoin, on augmente les doses. «On empile», constate

Alain Bottero. Un symptôme, un médicament. C'est ainsi que l'on arrive à de véritables empoisonnements causés par les médicaments (*cf.* ordonnances n° 11 – cas d'une femme de 27 ans – et n° 12 – prescription, salée, d'un homéopathe).

Les inspecteurs de l'IGAS ne s'y sont pas trompés. Dans leur rapport sur le Mediator, ils n'ont pas manqué de pointer les invraisemblables lacunes du corps médical français en matière de thérapeutique, parlant de « graves défaillances », de non-prise en compte des « signaux d'alerte », de « faiblesses ». De l'élite à la base, tout le monde en a pris pour son grade. L'IGAS observe que la vraie nature du Mediator – un puissant anorexigène – n'aurait jamais dû échapper à la vigilance des médecins. Pour la simple raison que le suffixe « -orex » désigne précisément la famille de molécules amaigrissantes à laquelle appartenait le « benfluorex », nom chimique du Mediator. Les rapporteurs estiment que toute la communauté médicale, les mandarins au premier chef, s'est proprement fait « rouler dans la farine » par Servier. L'industriel lui a « vendu » l'idée que le Mediator possédait des propriétés particulières, spécifiques, originales. Ce que tout le monde a gobé. En 1995, l'ensemble des anorexigènes, dont l'Isoméride et le Pondéral, deux autres amaigrissants de chez Servier, ont été retirés du marché. Le Mediator, qui appartient pourtant à la même famille chimique, passe entre les gouttes et continue ainsi sa route pendant encore quatorze ans. En dépit de plusieurs alertes, personne ne fera le lien avec les cas d'hypertension pulmonaire ou de valvulopathie. Il faudra attendre février 1999, soit vingt-trois ans après sa mise sur le marché, pour que le premier cas soit signalé au centre de pharmacoviligance de Marseille. Et dix années supplémentaires avant que l'affaire ne soit vraiment prise au sérieux par les autorités de santé. Incroyable aveuglement qui va mener à la catastrophe que l'on sait. Entre 500 et 2000 morts.

Dans son diagnostic, la revue *Prescrire* se montre sans ambiguïté : « L'affaire du Mediator est en partie la conséquence désastreuse de l'insuffisance de la formation en France des soignants en pharmacologie clinique et en pharmacovigilance. » Autrement dit, non seulement les médecins ne connaissent rien à la thérapeutique, mais en plus ils ne surveillent pas et ne déclarent pas les effets secondaires des médicaments qu'ils utilisent. Bernard Bégaud, professeur de pharmacologie, directeur de recherche à l'Inserm et ancien doyen de la Faculté de Bordeaux, enfonce le clou. « La France, dit-il, est de tous les pays d'Europe celui dans lequel les médecins ont la plus mauvaise formation aux médicaments. » Des carences qui ne datent pas d'hier. Deux sommités, les professeurs Giroud et Cheymol, les avaient déjà soulignées dans un rapport[1]. C'était… il y a trente ans. « Rien n'a changé depuis », soupire Bernard Bégaud. Il l'a rappelé en 2006 devant la Commission du Sénat. En vain.

Extraordinaire paradoxe. Les Français avalent 70 milliards de comprimés chaque année – 42 boîtes de médicaments par personne –, principalement prescrits par des médecins qui, dans leur grande majorité, ne savent pas vraiment comment ces pilules se mélangent dans le cerveau ou l'organisme. « Les gens croient que les médecins généralistes, principaux prescripteurs, s'y connaissent en médicaments, lâche un autre pharmacologue, mais la réalité est qu'ils n'y connaissent pas grand-chose. »

1. Se reporter à http://www.assemblee-nationale.fr/12/rap-off/i3187.asp

Comment l'expliquer ? « C'est facile à comprendre, répond Philippe Even, doyen de l'Institut Necker et auteur, avec Bernard Debré, du retentissant *Guide des 4 000 médicaments utiles, inutiles ou dangereux*[1]. La formation théorique à la thérapeutique ne représente qu'une soixantaine d'heures sur la totalité des études de médecine. » Alors qu'aux États-Unis, en Angleterre, en Allemagne, elle occupe une place majeure. La pharmacopée française compte environ 1 500 spécialités, certaines commercialisées sous un nom différent par plusieurs laboratoires. Soit, au total, environ 4 000 médicaments sur le marché. Philippe Even estime qu'en moyenne, à la fin de leurs études de médecine, « la plupart des étudiants n'en connaissent que 200, ceux qu'ils ont appris à manier à l'hôpital et qui traitent les affections les plus graves ». Les autres, utilisés en pratique de ville, ils les ignorent. « Résultat, quand ils s'installent, ils ne connaissent rien. » Du coup, ils deviennent des proies faciles pour l'industrie pharmaceutique qui, à travers la presse médicale et les réseaux de visiteurs médicaux, les pousse à la prescription. Ajoutez à cela la formation continue financée à 95 % par ces mêmes industriels. Un phénomène qui explique, en grande partie, la légendaire surconsommation française en matière de médicaments – 40 % supérieure à ses voisins européens. En France, une consultation donne lieu, en moyenne, a une prescription de trois médicaments, mais cela peut facilement grimper à sept ou huit, et parfois bien davantage.

« Quand on s'installe, c'est la grande solitude », soupire Chantal H., médecin généraliste dans le Xᵉ arrondissement à Paris. « Quand j'étais interne, j'ai beaucoup

1. Le Cherche Midi, 2012.

appris aux urgences. Mais, à l'hôpital, on voit des cas assez graves. Pas ceux qu'on va rencontrer ensuite en ville. » De fait, le changement de décor est complet. C'est toute la misère du monde qui défile dans les cabinets des médecins. Il ne s'agit plus seulement de soigner de vrais malades mais tous les accidentés de la vie. Les uns n'ont pas de boulot, les autres sont surmenés, le couple part à vau-l'eau, le fils fume des joints ou ne travaille pas à l'école, la famille recomposée, le petit vieux isolé, le harcèlement, la peur du chômage, le chien qui est mort… De l'est à l'ouest, du nord au sud, les médecins recueillent les mêmes souffrances. Des gens angoissés, déprimés, qui demandent de l'aide.

« On est envahis de problèmes psychologiques, confirme Michel Combier, médecin généraliste à Toulouse, président de l'Union nationale des omnipraticiens français (UNOF). Que voulez-vous faire ? On n'a pas cinquante solutions. Selon la gravité, il y a le choix entre une hospitalisation, un arrêt maladie ou un rendez-vous chez le psy pour un diagnostic. Ce qui peut demander plusieurs mois. En attendant, on prescrit des psychotropes en espérant que les gens ne se foutent pas en l'air. » Michel Combier fait remarquer que « dénigrer les médicaments, c'est facile. Mais, globalement, beaucoup de gens vivent quand même mieux grâce aux médicaments. »

Face au refrain « ça va pas en ce moment, docteur », difficile pour ce dernier de laisser partir le patient « sans rien », c'est-à-dire sans médicaments. « Ne rien donner du tout, ça peut être très mal ressenti par le client », reconnaît Théophile Combes, médecin généraliste à Gaillac, dans le Tarn. « J'ai parfois recours à de l'homéopathie, un placebo pas cher et sans effets indésirables. Sinon, je prescris des antidépresseurs. Les études montrent qu'ils ont à peu près tous la même efficacité, c'est-à-dire proche du placebo. Le problème n'est pas tant de les prescrire, ça c'est facile, mais de faire d'abord un bon diagnostic et ensuite de les arrêter. »

Médecin nomade, Alexandre Husson, président du Syndicat national des jeunes médecins généralistes (SNJMG), du fait de son statut de remplaçant, jouit d'un poste d'observation privilégié sur les ordonnances de ses aînés. « On est dressés à prescrire, explique-t-il, ajoutant : quand ça ne marche pas, ce n'est pas compliqué, on ajoute un autre médicament. » On empile ! Résultat : des ordonnances pléthoriques, potentiellement explosives, et une surmédicalisation du mal-être. Une étude réalisée en 2008 dans quatre régions du Nord-Ouest révélait que seulement 28 % des généralistes connaissent l'existence des guides de pratique clinique de la dépression, et qu'à peine un sur cinq a effectué un stage de psychiatrie. Manque de temps, de formation, pression de l'industrie pharmaceutique, croyance des patients dans les vertus miraculeuses des psychotropes : les alternatives non médicamenteuses efficaces ne sont pas près de triompher.

Haro donc sur les généralistes, principaux pourvoyeurs d'antidépresseurs et de tranquillisants en France. Au total, environ 200 millions de boîtes chaque année. C'est oublier un peu vite le rôle joué par les spécialistes, auréolés de prestige, dans cette affaire. Le scandale du Mediator a largement démontré que bon nombre de mandarins étaient totalement sous la coupe de l'industrie pharmaceutique. Congrès à Palm Beach, séminaires à Majorque, publications rédigées par les industriels sur lesquelles ils n'ont qu'à apposer leur signature… tout cela leur permet facilement de doubler leur salaire.

Lutter contre la collusion demande un minimum de transparence. En principe, aucune sommité ne doit plus s'exprimer à une tribune sans faire état de ses liens d'intérêts éventuels avec un ou plusieurs industriels. C'est facile à comprendre. En effet, votre point de vue sur tel ou tel médicament peut être influencé par le fait que vous possédiez des actions du laboratoire fabricant, qu'il vous a offert une bourse d'études, des crédits pour la recherche, ou encore que vous faites partie de son *board* scientifique, grassement rémunéré à ce titre. Aux États-Unis ou en Angleterre, on a intégré ces notions. Malheur à celui qui passe ses liens à la trappe. La presse lui tombe dessus à bras raccourcis et il peut faire l'objet de sanctions très lourdes. Le National Institute of Health, un des plus importants organismes de santé américains, a instauré une limite aux émoluments que médecins et chercheurs peuvent accepter. Au-delà, les têtes tombent. En France, la loi fait également obligation de déclarer des liens. Mais on la piétine allègrement. Pour preuve, l'histoire suivante.

Fin septembre 2011, en soirée, je me glisse dans une réunion organisée par le laboratoire Lundbeck, fabricant d'antidépresseurs, à la Maison de l'Amérique latine, à Paris. Petits fours high-tech, coupes de champagne, parc magnifique, la mise en bouche est parfaite. Le laboratoire a mis les petits plats dans les grands pour recevoir une trentaine de psychiatres de Paris et d'Ile-de-France sur le thème de la dépression. Tout en dégustant un canapé à la queue d'écrevisse, j'interroge l'un d'entre eux, une femme d'une quarantaine d'années qui exerce dans un centre médico-social à Gennevilliers : « Qu'attendez-vous de cette réunion ? » Elle me confie son désarroi face aux choix thérapeutiques. « On a du mal à s'y retrouver entre les différents médicaments, leurs propriétés, leur efficacité... Parfois, on ne sait pas trop ce qu'il faut prescrire. Alors, on fait un peu notre cuisine dans notre coin, mais ce n'est pas vraiment satisfaisant. Je viens ici pour en savoir plus.»

Pas le temps de la questionner davantage, la réunion commence. On s'installe dans un petit salon luxueux, éblouissant de mille feux. Au menu, pour commencer, un film élogieux sur le laboratoire Lundbeck tourné et diffusé par... le laboratoire Lundbeck. À travers les parois de verre de la société, on découvre un univers merveilleux, lisse, sans conflit, des employés souriants voire irradiant la joie, une entreprise préoccupée du bonheur de l'humanité. Ensuite, plat de résistance, un éminent psychiatre, chef de service d'un grand hôpital parisien, prend la parole. A-t-il un lien d'intérêt avec Lundbeck? Si c'est le cas, on n'en saura rien. Il n'en fait aucune mention. Toutefois, en préambule, il ne manque pas de souligner, l'air bonhomme: «Je n'aime pas trop participer à ces réunions organisées par les laboratoires.» Entre les lignes, on comprend: «Je ne mange pas de ce pain-là. On ne m'achète pas, moi!» «Bravo, se dit-on. Voilà quelqu'un qui va faire preuve d'objectivité.»

Technique de l'entonnoir, son entrée en matière est assez large. Après avoir balayé rapidement l'ensemble des pathologies mentales, il souligne combien elles sont sous-estimées alors que source de nombreux handicaps. Puis, il resserre la focale sur la dépression et ses conséquences en termes de santé publique. Le décor est planté, on entre dans le vif du sujet: les différents antidépresseurs. Sur l'écran, des chiffres, des courbes traduisant les résultats des tests menés avec les uns et les autres. Sourire aux lèvres, le mandarin semble donner sa chance à chacun, soulignant les mérites de l'un, les avantages de l'autre. Pourtant, je m'aperçois assez vite qu'il s'emploie à démolir minutieusement chaque molécule tout en épargnant celle de Lundbeck. On apprend ainsi de la bouche de cette sommité que « la paroxétine, c'est l'antidépresseur le plus dangereux. Celui avec lequel il y a le plus de passages à l'acte ». Néanmoins, à mi-course de la conférence, l'affaire est si bien menée que l'on est encore en droit de douter : l'antidépresseur de Lundbeck semble se dégager du lot, mais d'autres possèdent également quelques vertus. Faut-il les associer ? interroge le professeur. Il laisse un moment planer le doute. Avant de démontrer implacablement, chiffres à l'appui, que « non, car d'après les études, le Seroplex associé à un placebo donne de meilleurs résultats que l'antidépresseur X associé à un autre, Y ». Personne n'ose soulever cette question qui pourtant brûle les lèvres : « Et si c'était le placebo qui était efficace ? » En fin de course, il apparaît que le Seroplex se détache nettement des autres. Le voilà paré de toutes les qualités, il n'a aucun défaut. La voie étant pseudo-scientifiquement dégagée, le mandarin peut laisser libre cours à sa passion. Tout le reste de la conférence ne sera qu'une déclaration enflammée envers la molécule de Lundbeck. Sidérant ! Un mauvais rêve ? Non. Quand on rallume les lumières, un tonnerre d'applaudissements émane des rangs des émissaires de Lundbeck qui n'en espéraient sans doute pas tant. « Un buffet de desserts nous attend », propose la directrice régionale. Aux anges, inutile de le dire !

Décrypter la stratégie de la firme qui investit dans ce type de soirée est un jeu d'enfant. Tout part d'un constat : les généralistes sont sous l'influence des spécialistes, supposés être de fins connaisseurs en matière de thérapeutique. Ajoutons que c'est également une façon pour eux d'ouvrir le parapluie en cas de pépin. Sur le mode : « Si le psychiatre prescrit tel ou tel psychotrope, c'est qu'il est efficace et sûr. Je ne prends donc pas de risque. » Chaque psychiatre compte entre une dizaine et une vingtaine de correspondants médecins généralistes. Dès lors qu'une trentaine d'entre eux sont convaincus de la supériorité du Seroplex, ce sont quatre à cinq cents généralistes qui vont emboîter le pas. Donc, des milliers de prescriptions de gagnées. D'autant qu'il s'agit d'une campagne nationale et que le scénario va se répéter dans les départements, les régions ! Le problème, c'est que chacun des labos concurrents applique peu ou prou la même stratégie. Et chacun fait appel à des mandarins qui vantent la supériorité de leurs produits sur les autres. Comment les médecins de terrain peuvent-ils s'y retrouver et avoir confiance dans leurs maîtres ? Dès lors, on comprend mieux les vagues de prescription en faveur de tel ou tel médicament, qui n'ont que peu à voir avec les qualités de la molécule elle-même.

Ces éminents mandarins possèdent-ils réellement la science infuse ? Les médailles sur leur poitrine pourraient le laisser croire. Pourtant, les deux ordonnances que nous reproduisons en annexes (*cf.* ordonnances n° 13 et n° 14) prouvent qu'il y a beaucoup à dire sur ce sujet. Rédigées par des professeurs de psychiatrie, elles proviennent de plusieurs grands services hospitaliers. Nous les avons soumises à la critique d'un psychiatre également diplômé en pharmacologie.

Des ordonnances abusives, potentiellement explosives, qui n'étonnent pas outre mesure le docteur Alain Bottero, l'un des rares à briser l'omerta sur ce sujet pourtant crucial pour la santé publique. « Je vois couramment des malades sortir de grands services de psychiatrie universitaire avec vingt ou vingt-cinq comprimés à avaler du matin au soir. » Tour à tour, il dénonce les erreurs de prescriptions suite à de mauvais diagnostics, la propension au bricolage de psychotropes qu'on ajoute les uns aux autres, la minimisation des effets secondaires, etc.

Bruno Toussaint, rédacteur en chef de la revue *Prescrire*, rappelait récemment que les médicaments tuent entre 10 000 et 20 000 personnes en France chaque année. Bien davantage que les accidents de la route. Ils sont également en partie à l'origine de plus d'un million de journées d'hospitalisation pour effets secondaires. En cause, la mauvaise observance des traitements, l'automédication, l'arrêt brutal, le mésusage… mais aussi, notamment chez les sujets âgés, les ordonnances pléthoriques. En tête de liste, les traitements cardiovasculaires, 30 %, suivis des psychotropes, près de 11 %[1].

Comment en finir avec cette overdose nationale de médicaments ? « Rien n'est prévu dans la nouvelle réforme, regrette Philippe Even, alors qu'il suffirait d'un arrêté obligeant à un enseignement de vingt heures chaque année correspondant à chaque spécialité. » Bernard Bégaud n'est pas très loin de cette position, demandant « une décision du ministère qui oblige les médecins à se mettre au niveau européen ». Plus radical, Patrick Queneau, professeur de thérapeutique, préconise l'instauration d'un « véritable permis de prescrire » pour les médecins, ainsi qu'une formation des citoyens au médicament. Et ce dès l'école. On peut toujours rêver !

1. Résultats d'une étude menée en 1998 par l'Agence du médicament auprès de 31 centres de pharmacovigilance.

8

Des ados accros

20 septembre 2009, Saint Paul (Canada), une communauté rurale de 4 500 âmes située à une vingtaine de kilomètres au nord de Winnipeg, capitale de l'État du Manitoba, célèbre pour ses trappeurs et ses lacs. Des maisons éparpillées au milieu des champs que l'on rallie en empruntant de longues allées rectilignes. À quelques kilomètres au sud, la fameuse rivière Rouge aux crues imprévisibles. Ce matin-là, deux des mômes du village, Seth et son camarade Roland, 15 ans tous les deux, s'occupent à nettoyer leurs mobylettes. Vers 11 h 30, ils décident d'aller retrouver leur copain Christian, 16 ans, à son domicile. Bonnets sur la tête, ils enfourchent leur mob, font ronfler le moteur et, comme de jeunes chiens fous, filent en riant à travers les rues. Des mômes !

C'est Jo, le jeune frère de Christian, qui entrouvre la porte. « Non, désolé, dit-il, Christian n'est pas là[1]. » Les deux compères forcent néanmoins le passage, s'introduisent dans la maison et filent jusqu'à la chambre de leur pote, à la recherche, semble-t-il, d'argent et de cigarettes. Ils en ressortent quelques minutes plus tard, indiquant à Jo qu'ils n'ont rien trouvé mais insistant sur le fait que Christian leur doit cet argent et ces

1. Tous les prénoms, sauf celui de Seth, ont été changés.

cigarettes. Plus tard, ils expliqueront qu'ils blaguaient en racontant cela.

Au lieu de décamper, les deux provocateurs s'attardent dans la cuisine. Juste avant de partir, Roland attrape un paquet de chips avec l'intention manifeste de l'emporter. Jo intervient pour le récupérer. Dans l'altercation qui suit, une chaise tombe par terre et fait une entaille dans le parquet. Seth et Roland quittent alors les lieux.

À son retour, Christian constate les dégâts sur le plancher. Il interroge son jeune frère occupé à jouer à des jeux vidéo. « C'est toi qui as fait ça ? — Non », répond le petit, qui rend compte de l'altercation. Selon Jo, son frère n'était pas « pas du tout énervé, ni agressif ». Christian donne un coup de fil à Seth et Roland, les invitant à venir le rejoindre.

Tous les trois se retrouvent dans le garage de la maison au sous-sol, allument une clope et ferment la porte pour éviter d'être surpris par les parents. « J'ai quelque chose à vous montrer », leur dit Christian, l'œil pétillant. De sous son pull, il sort alors un grand couteau de cuisine. « Ce truc est super cool, s'amuse-t-il, ça pourrait vraiment tuer quelqu'un. » Stupéfait, Roland rétorque qu'il ne trouve pas ça cool du tout et qu'il n'est nullement concerné. « Soudain, témoignera-t-il plus tard, j'ai vu une grimace effrayante sur le visage de Christian. Je l'ai vu se diriger vers Seth mais je n'ai pas vu le couteau. J'ai reculé. Je ne pensais pas qu'il l'avait réellement poignardé. Je me disais que c'était une blague ou quelque chose dans le genre. Alors, Seth a contourné la voiture stationnée dans le garage. Et là, j'ai vu du sang qui jaillissait de lui. J'étais tout près de la porte du garage. Lorsque Christian s'est saisi d'une pelle, j'ai ouvert la porte et je me suis enfui jusque chez moi. »

Intrigué, un voisin qui l'a aperçu filer à toutes jambes s'approche des lieux. Il découvre Seth baignant dans son sang et Christian prostré. L'homme appelle les secours, qui arrivent rapidement. Tout est mis en œuvre pour ranimer le garçon. Hélas, c'est trop tard. Le couteau a perforé le poumon et sectionné l'artère pulmonaire, causant une mort quasi immédiate.

Tassé dans un coin, Christian ne cesse d'agiter la tête d'avant en arrière. Il répète : « Je ne voulais pas, je ne voulais pas le poignarder. » Ou encore : « Putain, je l'ai planté. » Répondant aux premières questions, il explique : « Ils sont venus dans ma maison, ils ont bousillé le plancher, je n'avais pas d'autre choix que de le planter. » Ou encore : « Il n'aurait pas dû mourir comme ça, il n'aurait pas dû mourir comme ça. » « Putain, je l'ai tué, je l'ai poignardé, je ne voulais pas, mais putain je l'ai fait. »

Le jeune homme est arrêté et emprisonné.

Peu après, le juge Robert Heinrichs, chargé d'instruire l'affaire, demande à un psychiatre renommé et expérimenté, le docteur Keith Hildahl, de lui remettre un rapport sur la personnalité et le parcours de Christian.

À l'école, notera le psychiatre, le jeune homme est décrit comme un bon élève dont la concentration faiblit par moments, mais ni bruyant ni impoli. Plutôt quelqu'un de « brillant et charmant ». Il entretient de bonnes relations avec ses camarades de classe, offre facilement son aide. Depuis quelques mois, pour gagner un peu d'argent, il travaille dans une cafétéria.

Mais, à la maison, c'est une autre histoire. Christian habite avec ses parents et son jeune frère. Durant les mois qui ont précédé le crime, la situation est devenue de plus en plus conflictuelle. Principale pomme de discorde : Christian consomme régulièrement de la marijuana depuis deux ans. Ce qui, selon ses parents, n'est pas sans conséquences sur son comportement. Il prend aussi de temps à autre des médicaments et a essayé la cocaïne.

Le 23 juin 2009, soit quatre mois avant les faits, le garçon a consulté le médecin de famille. Celui-ci a diagnostiqué une dépression et prescrit du Prozac. Selon les parents, à partir de cette date, le comportement de leur fils se détériore. Son sommeil est perturbé, il devient de plus en plus agressif, l'esprit confus. Il lui arrive de vomir. Le 28 juillet, un autre médecin, consulté pour les problèmes de sommeil, ajoute du Séroquel, un neuroleptique habituellement utilisé pour soigner les symptômes de schizophrénie ou les troubles bipolaires. Les choses ne s'arrangent guère. Un jour, Christian avale une grande quantité de Temesta dérobés dans l'armoire à pharmacie familiale. Un autre, il tente de se mutiler. Une autre fois encore, il se montre menaçant envers son père, donne des coups dans la porte du garage et parle de se taillader les veines. Son père confisque un couteau qu'il porte sur lui.

Les parents, effrayés par la tournure des événements, s'en ouvrent à différents médecins. Pour eux, le Prozac est responsable de l'état de leur fils. Mais, note l'expert, « ils ne sont pas entendus ». Au contraire, le 3 septembre, un autre médecin augmente les doses quotidiennes de Prozac, passant ainsi de 20 à 30 mg.

Dans sa conclusion, l'expert psychiatre mandaté par le tribunal reconnaît que certaines études démontrent un lien entre le Prozac et des actes de violence. Mais, pour autant, il ne suit pas les parents lorsqu'ils affirment que l'antidépresseur a été un élément déclencheur dans le crime. Pour lui, le médicament mélangé à la marijuana consommée par Christian a pu jouer un rôle dans les événements mais pas en tant que facteur causal. « Les événements du 20 septembre 2009, écrit-il, qui apparaissent délibérés et organisés, restent largement inexpliqués par le meurtrier. »

Selon lui, Christian – qui demeure dans l'impossibilité d'expliquer les motifs de son crime – avait d'une certaine manière prémédité son coup. Élément aggravant à ses yeux : il n'a pas trouvé le garçon en proie aux remords. Le docteur Keith Hildahl considère donc qu'il représente encore un danger pour les autres ou lui-même. Par conséquent, il propose un programme fait de soins contre les addictions aux drogues, complété de thérapies, le tout s'étalant sur quatre ans d'enfermement.

Lors du procès qui se déroule en mai 2011 devant la cour de Manitoba, l'expert psychiatre confirme son point de vue à la barre. Toutefois, à la demande de la défense, la cour accepte d'entendre un autre expert, le docteur Peter Breggin, célèbre psychiatre américain, auteur d'une vingtaine de livres et de nombreux articles sur la psychiatrie. Breggin, l'un des meilleurs spécialistes des antidépresseurs, a déjà témoigné devant soixante-dix tribunaux, principalement aux États-Unis, la plupart du temps dans des affaires en lien avec la consommation de médicaments psychotropes. Et, on va le voir, son témoignage va peser lourd dans la balance.

Breggin, vieil homme aux cheveux blancs, à la stature imposante, prend d'emblée le contre-pied de son confrère. Du haut de son expérience, il affirme haut et fort qu'il « est absolument clair que la dégradation du comportement de Christian est liée à la prise de Prozac ».

Et de pointer que toutes les conduites anormales observées – anxiété, agitation, attaque de panique, insomnie, irritabilité, hostilité, inhabituel changement de comportement, impulsivité, akathisie, etc. – figurent dans la liste des effets secondaires répertoriés par les autorités de santé canadiennes. D'ailleurs, observe-t-il encore, c'est pour toutes ces raisons que ces mêmes autorités recommandent aux parents et aux soignants de surveiller attentivement les modifications de comportement des enfants mis sous traitement. « Les parents l'ont fait, dit-il, ils ont alerté à de nombreuses reprises les médecins qui n'ont pas réagi et n'ont pas arrêté le Prozac. » Seul le médecin de famille semble avoir établi le lien entre l'antidépresseur et l'état du jeune garçon puisque, le 24 août, il a noté : « Prozac pire – davantage d'agressivité. Irritable. » Pour Peter Breggin, il est donc évident qu'il fallait arrêter le médicament dès les premiers signes de dégradation. Au lieu de ça, le psychiatre traitant a augmenté les doses. Or, souligne encore Breggin, les plus grands risques avec le Prozac ou les autres médicaments de ce type interviennent en début de traitement ou en cas d'augmentation des doses.

Démonstration brillante qui retourne les membres de la Cour et renvoie chacun des médecins concernés à ses chères études. La marijuana a-t-elle pu jouer un rôle ? Breggin balaie l'objection d'un revers de manche. Reprenant les faits, il fait remarquer qu'en dehors d'une consommation occasionnelle de marijuana et de l'overdose de Temesta du 2 juillet, Christian n'avait pas abusé de drogues durant cet été. Pour lui, et donc à l'inverse de son confrère, la drogue n'a pas pu jouer un rôle prépondérant.

Autre désaccord, l'attaque au couteau. Selon lui, elle n'avait rien d'organisé ou de prémédité. Au contraire, il affirme qu'elle est « typique d'une agression irrationnelle et violente conduite sous l'influence du Prozac ou des autres antidépresseurs stimulants ». Et Breggin d'ajouter, fort de son expérience : « J'ai examiné des dizaines et des dizaines de gens qui, à cause des effets secondaires de ces drogues, ont commis des violences, voire un crime, ou bien ont eu des conduites aberrantes. Ils essaient toujours de rassembler les morceaux de ce qui est arrivé, mais ils ne comprennent pas réellement ce qu'ils ont fait. Ainsi, ils ont du mal à éprouver des remords. »

En conclusion, Breggin explique que « le Prozac a provoqué un état de sévère agitation accompagné de symptômes maniaques incluant changement d'humeur, confusion, extrême irritabilité, irrationalité, hostilité et violence » qui ont conduit Christian au crime. Preuve de l'implication du médicament : lorsque le jeune homme a cessé de le prendre – celui-ci a été arrêté, un mois ou deux après son incarcération, à la demande du jeune homme –, son comportement a nettement changé. C'était donc bien l'agent causal. Après examen du garçon, Breggin a donc estimé qu'il ne présentait aucun signe de maladie mentale, de troubles de la personnalité ou du caractère, et par conséquent aucun danger pour lui-même ou pour les autres.

Un point de vue que les parents de la victime, meurtris par la disparition de leur fils, contestent. Pour eux, le Prozac n'était pour rien dans cette tragédie. En réalité, la faute incombait aux parents du meurtrier. Leur fils était « incontrôlable, dangereux, imprévisible, suicidaire et on ne pouvait pas lui faire confiance ». Ils auraient dû s'en rendre compte.

Le 11 mai 2011, le juge Robert Heinrichs condamnait Christian à dix mois de prison supplémentaires, qui venaient s'ajouter aux vingt-six mois déjà effectués par le jeune homme, assortis d'une obligation de soins et de quatre ans de surveillance. Pour le juge, l'épisode de détérioration mentale qui avait conduit à la violence n'aurait jamais eu lieu si le garçon n'avait pas été exposé au Prozac. Il estimait également que le meurtrier avait retrouvé un état normal et qu'il ne représentait plus un danger pour lui-même ou les autres. « Le Prozac a clairement aggravé son comportement. Il n'était tout simplement pas la même personne », dira-t-il pour justifier son choix de réinsertion.

Sujet hautement sensible que la question de l'utilisation des antidépresseurs chez les jeunes ! Pendant longtemps, une véritable cacophonie a régné sur ce point. Ainsi, en France, l'Agence du médicament préconisait l'utilisation de certains d'entre eux à partir de 15 ans, d'autres étant interdits avant 18 ans. Personne n'y comprenait rien. Résultat : chaque médecin faisait sa cuisine dans son coin. Jusqu'au tsunami de 2003.

À cette date, le laboratoire Glaxo, fabricant du Deroxat, demande aux autorités de santé anglaises un agrément autorisant la prescription de son traitement chez les jeunes. C'est déjà le cas mais… officieusement. En effet, forts de leurs succès chez les adultes, les industriels ne se sont pas privés de pousser les médecins à la consommation chez les enfants et ados. Une niche commerciale juteuse qui, pour beaucoup d'entre eux, reste néanmoins hors la loi. Glaxo veut l'officialiser.

À cette fin, la multinationale présente à l'Agence anglaise deux études qui démontrent l'efficacité et la sécurité d'emploi du Deroxat chez les moins de 18 ans. Une simple formalité, se dit Glaxo, qui entend bien obtenir ainsi un passeport pour l'Europe entière. Bien mal lui en prend. Car les experts anglais ont du mal à digérer le beau gâteau offert par le géant pharmaceutique. Intrigués par quelques irrégularités, ils enquêtent. Et découvrent que l'industriel leur a dissimulé trois autres études qui non seulement ne démontrent aucune efficacité du Deroxat chez les jeunes, mais attestent surtout d'une augmentation des pensées et des pulsions suicidaires, ainsi que des comportements hostiles ou violents.

Énorme scandale qui vaut à la firme de subir les foudres de la presse mondiale et de la communauté médicale et scientifique. En France, *Le Monde*, *Le Figaro*, *Libération*, notamment, font leur gros titre sur la tricherie. *The Lancet*, revue scientifique majeure, se dit abasourdi par de telles pratiques. La revue exprime le traumatisme vécu par des parents dont l'enfant s'est suicidé. « Qu'un tel événement puisse être précipité par un médicament supposé être bénéfique est une catastrophe. Et l'idée que l'utilisation de ce médicament ait été basée sur la sélection d'articles uniquement favorables paraît inimaginable. » L'image de l'industrie pharmaceutique, déjà fortement dégradée, en prend un sacré coup.

La publication dans le *New York Times* d'une note interne à la firme ne va pas arranger les choses. Un collaborateur de Glaxo y conseille ni plus ni moins de réaménager les faibles résultats des études menées avec le Deroxat chez les jeunes afin de minimiser l'impact commercial négatif. En juin 2004, Eliot Spitzer, le procureur de New York, entame contre la compagnie des poursuites judiciaires pour « fraude persistante et répétée ». Le magistrat accuse le groupe d'avoir dissimulé aux médecins des informations négatives sur son médicament. Interrogé, Jean-Pierre Garnier, le président de la multinationale, nie avoir cherché à dissimuler des études. La note interne ? Il n'en conteste pas le contenu, mais comment contrôler les millions de mémos qui circulent dans une firme de 110 000 employés ? « Bien entendu, nous n'avons pas suivi ce conseil [celui de la note] qui était stupide, de même que nous n'avons pas publié de façon sélective nos études. » Fermez le ban !

Big-bang mondial qui a pour effet d'entraîner une vive controverse et débouche sur une révision complète des études fournies par les fabricants d'antidépresseurs. Certains observateurs ne manquent pas de dénoncer l'incurie et l'incompétence des agences chargées de veiller à la protection des citoyens. Car, font-ils remarquer, les premiers doutes concernant les dangers des antidépresseurs chez l'enfant et l'adolescent remontent à... 1991. À l'époque, un jeune mis sous Prozac pour des troubles obsessionnels compulsifs avait fait une tentative de suicide. Par la suite, d'autres cas avaient été signalés avec d'autres antidépresseurs. Tous ne démontraient pas un lien de cause à effet avec les traitements, mais une partie d'entre eux le suggérait fortement. Un signal d'alarme qui aurait dû alerter les pouvoirs publics et les inciter, au minimum, à une mise en garde, la revue *Prescrire* y voyant la démonstration que les agences de santé protègent les industriels et non les patients.

Saisissant la balle au bond, en 2004, Philippe Douste-Blazy, alors ministre de la Santé, envisage carrément d'interdire l'utilisation des antidépresseurs chez les jeunes. Position adoptée peu avant par les Anglais. On assiste alors à une levée de boucliers immédiate des chefs de file de la psychiatrie française. Pour Philippe Jammet, alors chef du département de psychiatrie des adolescents de l'Institut mutualiste Montsouris à Paris, « les interdire, c'est être dans une pusillanimité minable[1] ». Pour lui, le ministre redoute les conséquences judiciaires. En somme, courage, fuyons, et « évitons les ennuis parce qu'on risque les procès ». Le praticien observe que « le risque suicidaire n'est pas moindre à dix-sept ans et demi qu'à dix-huit ans ». Et qu'en quarante ans de carrière, il n'a jamais vu un seul suicide sous antidépresseur. Il est normal, dit-il, qu'il y ait plus de risques de suicide chez le sujet déprimé que chez le non-déprimé. Mais, en les supprimant, on risque de priver beaucoup d'ados pour lesquels les antidépresseurs sont utiles. « Le drame, ajoute-t-il, c'est qu'à partir de quelques rares cas, on ne puisse plus prescrire d'antidépresseurs. [...] Ce sont des outils parmi d'autres qui font partie d'une panoplie et ne doivent jamais être prescrits isolément. »

Même son de cloche du côté de Xavier Pommereau, chef de service de psychiatrie du CHU de Bordeaux, que l'on interroge sur la dangerosité des antidépresseurs. « Je ne pense pas qu'ils soient dangereux s'ils sont prescrits après un bilan psychologique approfondi », répond-il. Avant d'ajouter : « L'expérience nous montre que s'il existe des ados dépressifs au sens biologique du terme, il y a toujours un contexte, une histoire personnelle et familiale qu'il va falloir impérativement prendre en compte avant de savoir s'il faut administrer un antidépresseur, et quel type de suivi il faut donner. »

Pas vraiment dangereux donc, les antidépresseurs, à condition que l'on sache les utiliser. Ce qui, selon bon nombre de spécialistes, n'est pas le cas des médecins généralistes, pourtant principaux prescripteurs. « Il faut du temps et une formation spécialisée », recommande

1. *Libération*, 14 décembre 2004.

Philippe Jammet. Tandis que Jean-Philippe Raynaud, professeur de pédopsychiatrie au CHU de Toulouse, dit les prescrire « avec parcimonie pour des dépressions profondes, seulement dans le cadre d'une surveillance régulière ». Il regrette que « les généralistes les délivrent plus facilement aux adolescents en difficulté. Bien sûr, ils savent qu'il faudrait une psychothérapie [...], mais lorsqu'ils cherchent à obtenir un rendez-vous avec un psychiatre, les délais sont très longs [...]. Les médicaments sont alors proposés seuls pour faire face à la détresse des adolescents, ce qui est une aberration ».

Au bout du compte, la tempête soulevée par Glaxo aura au moins eu le mérite de clarifier quelque peu les choses. Aujourd'hui, dans la plupart des pays, l'utilisation des antidépresseurs est, sinon interdite, fortement déconseillée chez les jeunes en raison des risques de comportement suicidaire ou violent qu'ils peuvent provoquer dans cette population. « Le traitement de première intention de la dépression de l'enfant et de l'adolescent est une prise en charge psychothérapeutique », souligne l'Afssaps. Pour autant, dans les cas graves, un médecin peut estimer nécessaire de prescrire un antidépresseur. Cela doit alors « s'accompagner d'une surveillance étroite du patient ».

Néanmoins, des distorsions et des zones d'ombre subsistent encore. Ainsi, au Canada, tous les antidépresseurs sont logés à la même enseigne. Alors qu'en Europe, et donc en France, le Prozac a trouvé grâcc aux yeux des experts de l'Agence européenne du médicament (EMEA), après évaluation des données. Dans un premier temps, en avril 2004, *The Lancet* avait publié une étude démontrant son intérêt chez les jeunes. Mais, peu après, le *British Medical Journal* contestait cette supériorité du Prozac sur les autres. Selon lui, l'apparente efficacité provient en réalité de biais méthodologiques graves sur lesquels les experts auraient fermé les yeux. Au final, l'Agence valide le Prozac. Mais à reculons, semble-t-il, puisqu'elle souligne en même temps ses « effets potentiellement délétères sur la croissance et la maturation sexuelle et sur les organes sexuels, en particulier des atteintes testiculaires irréversibles », mettant ainsi un bémol à son utilisation.

Prudence, prudence ! Outre l'affaire du jeune Seth, racontée plus haut, d'autres drames sont venus conforter cette position. Ainsi, fin mars 2011, en Angleterre, un garçon de 10 ans qui prenait du Prozac et de la Ritaline s'est suicidé par pendaison. Toujours en Angleterre, en août 2011, une jeune fille de 13 ans, mise sous Prozac, se mutile puis tente de se suicider. À la même époque, aux États-Unis, une jeune fille de 16 ans sous antidépresseur tue ses grands-parents et met le feu à la maison. En Illinois, en janvier 2010, un garçon de 17 ans avait attaqué une femme avec un marteau.

Impossible également de ne pas être troublé par la présence, dans de nombreux cas, d'antidépresseurs chez les jeunes auteurs des tueries américaines qui ont défrayé la chronique ces dix ou quinze dernières années. En 2008, Steve Kazmierczak, 27 ans, ouvre le feu sur son campus, tuant six étudiants, en blessant quinze autres, avant de se suicider. Selon les témoignages, le jeune homme n'avait rien d'un monstre, mais lui-même disait « qu'il était devenu comme un zombie » depuis qu'il prenait du Prozac pour soigner des troubles obsessionnels compulsifs. Eric Harris, 18 ans, l'un des deux auteurs, en avril 1996, de la fusillade du lycée Columbine, qui a fait douze morts et vingt-quatre blessés, prenait du Floxyfral. Le dosage avait été augmenté peu avant le drame. En 2001, une jeune fille de 13 ans tire sur une camarade de classe, qui s'en sortira. Elle prenait du Deroxat.

En France, on compte environ 1 200 suicides d'adolescents par an. Un chiffre en baisse de 15 à 20 % en vingt ans. Bonne nouvelle donc. Thérèse Hannier, la présidente de l'association Phare Enfants-Parents, y voit le résultat des campagnes d'information et de sensibilisation menées auprès des jeunes, les incitant à parler de leurs difficultés. Néanmoins, les tentatives, elles, sont très nettement en hausse. Près de 9 % des adolescents de 14 à 19 ans ont tenté de mettre fin à leurs jours. Le mal de vivre touche davantage les filles et, contrairement aux idées reçues, ces ados suicidaires ne sont pas du tout isolés. Mais tous ou presque font état de problèmes avec le système scolaire et leur famille, se sentent rejetés ou discriminés, par exemple en raison de leur orientation sexuelle. À ce jour, aucune affaire en lien avec la prise d'antidépresseurs n'a été signalée.

En réalité, la question d'un lien de cause à effet n'est jamais soulevée chez nous. Elle n'effleure même pas les esprits. Et pourtant ! Lorsque Marie, 20 ans, met fin à ses jours dans son studio à Paris, ses parents sont naturellement effondrés. À l'adolescence, la jeune fille avait connu des difficultés psychologiques, mais elle semblait aller beaucoup mieux depuis qu'elle prenait du Prozac. Originaire de Normandie, elle avait réussi à trouver un travail à Paris et, depuis, semblait sur la bonne voie. Ses proches la trouvaient même métamorphosée, quasiment ressuscitée. « Parfois, je ne reconnaissais pas ma fille, confie sa mère. De nature timide, elle était devenue volubile, n'avait plus peur de rien, enthousiaste à un point ! Ça ne me paraissait pas naturel, mais j'étais tellement contente de la voir enfin joyeuse. » Des signes d'euphorie et de désinhibition qui évoquent un virage maniaque, effet secondaire bien connu provoqué par les antidépresseurs de type Prozac. La manie peut mener au suicide ou à des homicides.

Il y a plus grave, peut-être, que la consommation d'antidépresseurs, qui reste assez limitée chez les ados en France, celle de tranquillisants et de somnifères. « Je vois en consultation des gamins de 11-12 ans avec des ordonnances de grand-mère comprenant des calmants le matin et des somnifères le soir », déplore Xavier Pommereau. On commence au biberon. Dans certaines régions, les tranquillisants et somnifères ont remplacé le bon vieux et très efficace calvados. Ainsi, dans le Nord-Pas-de-Calais, 2 à 3 % des jeunes de moins de 15 ans absorbent des tranquillisants. À cet âge, garçons et filles sont encore sur un pied d'égalité. Mais, au-delà, les filles dépassent largement les garçons. À 16-17 ans, plus de 20 % d'entre elles ont déjà pris des tranquillisants, contre 15 % chez les garçons. Une bonne partie sur prescription médicale, une autre partie (28 %) par l'intermédiaire des parents qui puisent dans la pharmacie familiale. Usage régulier ou occasionnel ? En 2008, l'Observatoire français des drogues et des toxicomanies (OFDT) relevait qu'à 17 ans, elles sont 5 % à faire un usage régulier des « médicaments pour les nerfs ou pour dormir », alors qu'elles n'étaient que 2,6 % en 2000. Une nette tendance à la hausse.

Autant dire que ces pilules magiques pullulent dans les lycées. « On fustige le cannabis et l'alcool, mais personne ne parle de la toxicomanie pharmaceutique », regrette Roland Broca, président de la Fédération française de santé mentale. Au service d'urgence de l'Hôpital franco-britannique de Levallois-Perret, un chef de service en fait le constat : « Nous sommes sidérés de voir autant de gamines qui nous consultent, par exemple pour une cheville foulée, et dont on découvre qu'elles prennent des antidépresseurs ou des tranquillisants.» Pour quels motifs? Un chagrin d'amour, la peur de passer un examen, ou encore pour maigrir, dormir, etc. Rarement un motif sérieux.

Une fois rentrée du lycée, Solal, 17 ans, se plante devant l'ordinateur ou la télé et n'en bouge plus jusqu'à minuit, voire 1 heure du matin. Quand enfin il se couche, impossible de trouver le sommeil. Depuis quelques mois, il prend donc deux antidépresseurs: une hérésie complète (*cf.* ordonnance n° 15 en annexes). L'activité physique, le sport? Il n'aime pas. De plus en plus de jeunes semblent recourir aux pilules à la moindre contrariété ou difficulté pour effacer les problèmes. Au point que, observe encore Xavier Pommereau, «certains sont carrément accros aux médicaments depuis deux ou trois ans, et nous sommes obligés de les sevrer à l'hôpital avant toute prise en charge. Il y a une dérive évidente dans ce domaine depuis quelques années; il est temps de tirer la sonnette d'alarme».

Pour être fréquentes, les difficultés affectives sont tout à fait normales à cet âge. «Répondre par la prescription de médicaments, explique Marie Choquet, psychologue, biostatisticienne et épidémiologiste à l'Inserm, auteur de nombreuses enquêtes sur la santé de l'adolescent, peut être un moyen d'évacuer la crise, mais peut aussi induire un comportement de dépendance.» Cela devient «du consumérisme proposé et valorisé par un adulte – le médecin – dont l'autorité s'impose». Avaler des tranquillisants revient à empêcher la maturation nécessaire pour que la crise d'adolescence disparaisse. «Le médicament sera ainsi, pour le futur adulte, le moyen le plus commode de résoudre et supporter toute tension. »

L'augmentation de la consommation de psychotropes chez les lycéens est d'autant plus inquiétante qu'il existe des corrélations entre l'usage des drogues licites et illicites. D'après une étude de l'Inserm, sur 1 000 lycéens ayant fait usage de drogues, 36 % avaient commencé par l'abus de tranquillisants. Un phénomène que l'on connaît bien aux États-Unis et qui ne cesse d'inquiéter. Depuis le début des années 1990, la consommation de Ritaline, une amphétamine en principe réservée aux enfants souffrant d'hyperactivité et de troubles de l'attention réels et sérieux, a explosé. Aujourd'hui, on estime qu'au moins 5 millions d'enfants sont sous traitement, soit 10 % des jeunes Américains. Dans certains États, la Virginie par exemple, plus de 15 % des jeunes prennent de la Ritaline. Ce stimulant légal, qui améliore les performances scolaires des enfants, est particulièrement prisé dans un monde hyper compétitif, fondé sur la performance, tel que la société américaine. Beaucoup de parents poussent donc leur progéniture à en avaler.

Un marchepied vers les autres drogues ? Le sujet fait débat. Une étude menée dans les années 1990 montrait que l'abus de drogues avait quadruplé en quelques années dans les lycées. La plupart des ados concernés avaient tâté auparavant de la Ritaline. On notait également que le nombre de jeunes âgés de 10 à 14 ans admis en urgence pour un problème lié à la Ritaline avait été multiplié par dix depuis 1990. Il dépasse désormais le nombre de cas liés à la cocaïne dans la même tranche d'âge. Les enquêtes menées par la Drug Enforcement Administration démontrent que les jeunes ne perçoivent pas la Ritaline comme une drogue de type héroïne ou cocaïne. Si les médecins en prescrivent, se disent-ils, c'est qu'il n'y a aucun risque. Aujourd'hui, la Ritaline se deale au marché noir dans les écoles. On l'obtient plus facilement et à moindre prix sur les terrains de jeu que dans la rue. Certains préfèrent la sniffer !

9

Le potage des vieux

« Les feuilles mortes se ramassent à la pelle. » La chanson de Prévert trottait sans doute dans la tête de Madeleine, ce jour-là, lui rappelant ses belles années de jeunesse. Au petit matin, quand l'aide-soignante a ouvert la fenêtre de la chambre, l'air vif de l'automne s'est engouffré jusqu'au lit de la vieille dame, lui redonnant un regain d'énergie. Madeleine n'a pu résister à l'irrépressible envie d'aller respirer la nature. Le soleil là-haut brillait de mille feux dans un ciel d'un bleu limpide. Dans la matinée, échappant à la vigilance des infirmiers de la maison de retraite, elle est sortie avec l'idée de folâtrer sur les chemins. Libre ! Un rêve qui a vite tourné au cauchemar. Quelques centaines de mètres plus loin, Madeleine a dérapé sur un lit de feuilles mortes avant de se fracasser le crâne sur le bitume. Le sang s'est mis à couler de son front entaillé et de ses pommettes éraflées. En plus d'un œil salement amoché, la vieille dame s'est fracturé le col du fémur. Fin de l'aventure.

Chutes dans la rue, glissades dans la salle de bains, marche ratée, dégringolade dans l'escalier, pieds dans le tapis… près de 2 millions de personnes âgées tombent une ou plusieurs fois chaque année en France. Une véritable hécatombe ! Un peu moins de 10 000 n'y résistent pas et décèdent des suites de leurs blessures. Plusieurs dizaines de milliers s'en sortent tant bien que mal avec des fractures – poignet, col du fémur –, d'autres avec des tassements des vertèbres, voire un handicap définitif. Sombre tableau que la vieillesse. « Un meuble inconfortable », disait Colette.

Dans les maisons de retraite, rebaptisées Établissements hospitaliers pour personnes âgées dépendantes (EHPAD) depuis 2002, la surveillance permet en principe de limiter les dégâts. En réalité, c'est loin d'être toujours le cas. « Nous n'avons pas le droit de les empêcher de sortir, explique Marc, un des infirmiers de cette institution de la Sarthe dans laquelle séjourne Madeleine. Alors, on installe une puce au niveau de la semelle de leurs chaussures. Ça sonne sur notre portable. » Grâce à ce fil à la patte high-tech, la vieille dame a pu être sauvée, les pompiers intervenant très rapidement.

À 84 ans, Madeleine est encore alerte pour son âge. Pourtant, ce matin-là, elle n'a pas eu les réflexes suffisants pour enrayer sa chute. « Je me suis vue partir, racontera-t-elle, mais je n'ai rien pu faire, j'ai glissé et patatras. » Il faut dire que les brumes matinales de son cerveau ne s'étaient pas encore dissipées. La veille au soir, elle avait avalé le somnifère habituel et le matin, au petit-déjeuner, ingurgité sa rasade habituelle de pilules : traitement contre le Parkinson parce qu'elle tremble un peu, antidépresseur parce qu'on la trouve tristounette depuis que les visites des enfants se font rares, neuroleptique parce qu'elle se montre parfois agressive envers le personnel. À ce menu déjà copieux, il faut ajouter des comprimés contre l'Alzheimer parce qu'il lui arrive de perdre un peu la boule, un tranquillisant, ainsi qu'une pléiade de gélules pour le cœur, l'hypertension, les artères, l'ostéoporose... Au total, chaque jour que Dieu fait, Madeleine avale près d'une trentaine de comprimés, gélules ou gouttes. Un tableau conforme à la situation de bon nombre de personnes âgées en France. On empile ! Pourtant, toutes les études s'accordent pour dire qu'à partir de 60 à 65 ans, la consommation de psychotropes multiplie de deux à quatre le risque de chute. « Ça les met dans le potage », concède Marc. (*Cf.* ordonnances n° 16, 17 et 18, et les avis des experts en annexes.)

Une situation qui n'est pas sans inquiéter les responsables de la santé publique. Des enquêtes menées par la Haute autorité de santé révèlent que 75 % des pensionnaires de maisons de retraite avalent quotidiennement des médicaments psychotropes. Jusqu'à trois par jour pour certains. Plus globalement, les enquêtes montrent une surprescription massive de psychotropes chez les personnes âgées en France, à domicile ou en institution.

Pour régler un problème précis, on ajoute une molécule, puis une autre. À court terme, le neuroleptique calme les vieux agressifs. Mais, au long cours, le même médicament entraîne une détérioration cérébrale, précipite dans la confusion mentale, accroît les risques d'accidents vasculaires cérébraux, de troubles cardiaques, de mortalité, etc. Sans compter que l'effet des psychotropes s'annule ou se potentialise, créant des situations explosives. Ainsi, les antidépresseurs peuvent aggraver les tremblements du Parkinson, tandis que les tranquillisants favorisent les troubles cognitifs dans la maladie d'Alzheimer, etc. Quand le navire de la vieillesse prend l'eau de toute part, faute de temps, de moyens financiers et de personnel, on colmate les brèches en ajoutant un médicament qui ouvre lui-même une nouvelle voie d'eau, et ainsi de suite.

Des pratiques qui font grincer des dents dans les hautes sphères médicales. À la suite de sa chute, Madeleine a été hospitalisée dans un service du CHU local. La première mesure du « patron » a été de supprimer la moitié des molécules avalées par la vieille dame depuis de longues années. « Bien souvent, on constate que les gens vont beaucoup mieux à la suite de ce nettoyage », a-t-il expliqué à l'aréopage de jeunes carabins qui assistait religieusement à sa visite. Ajoutant : « En thérapeutique, il faut procéder à un "toilettage" régulier pour savoir ce qui est vraiment nécessaire et ce qui ne l'est plus. »

Un point de vue que les médecins de terrain et le personnel soignant, confrontés au quotidien des personnes âgées, ne partagent pas toujours, tant s'en faut. À peine revenue de son séjour dans le grand hôpital, Madeleine a progressivement repris le régime local. « Elle redevenait agressive, explique l'infirmier de la maison de retraite. Un jour, elle m'a craché au visage. Alors, pour la calmer, on lui a remis des gouttes de neuroleptiques. » Puis on a ajouté un somnifère, car « une nuit, on l'a trouvée au pied d'un escalier, totalement perdue ». Puis, un antidépresseur le matin, pour la réveiller, etc. « La vieillesse, c'est l'antichambre de la mort, ajoute l'infirmier. Les vieux, même s'ils ne le disent pas, y pensent sans cesse. Faut les comprendre. La nuit, certains sont terrorisés au point de ne pas pouvoir dormir. »

De toutes les plaintes, l'insomnie ou l'angoisse de ne pas dormir arrive en tête. Modernité technologique oblige, dans les institutions, les gélules de somnifères ont remplacé l'inoffensive tisane du soir. Gaver les pensionnaires de médicaments permet-il de résoudre le problème ? Plusieurs études ont tenté de mesurer l'impact d'une prise d'hypnotique par rapport à celle d'un placebo en comparant des groupes prenant l'un ou l'autre. Les résultats montrent un délai d'endormissement réduit de quatorze minutes dans le groupe prenant un hypnotique et une qualité du sommeil jugée meilleure par les patients. En revanche, on ne gagne qu'une demi-heure de sommeil en plus. Un gain très faible si l'on considère les inconvénients. Dans le groupe prenant des somnifères, la fatigue du lendemain a été jugée quatre fois supérieure, occasionnant en plus cauchemars, maux de tête, nausées, problèmes digestifs[1].

En outre, d'autres études ont montré une sous-utilisation des antidépresseurs chez les gens âgés alors que, dans la moitié des cas, les prescriptions de tranquillisants et hypnotiques n'ont pas de réelle justification mais relèvent d'une sorte d'automatisme. Le jeu en vaut-il la chandelle ? Rien n'est moins sûr dès lors qu'une consommation à long terme peut entraîner des effets paradoxaux, parmi lesquels une aggravation des troubles du sommeil. La Haute autorité de santé ne dit pas autre chose quand elle relève chez la personne âgée « une surprescription et une consommation prolongée de tranquillisants et somnifères dans les troubles du sommeil et de l'anxiété, alors que les risques sont supérieurs aux bénéfices ». D'autant plus dommageable que l'efficacité à long terme des benzodiazépines n'est pas démontrée. La revue *Prescrire* estime qu'« au-delà de trois mois, les benzodiazépines n'ont plus aucune efficacité[2] ».

Dès lors, pourquoi continuer à en prendre ? C'est que beaucoup sont pris au piège de la dépendance. « Il est

---

1. « Hypnotiques chez les personnes âgées : trop d'effets indésirables », revue *Prescrire*, octobre 2007, n° 288.
2. « La dépendance aux benzodiazépines », *Prescrire*, mars 1987, n° 63.

plus difficile d'arrêter les benzos que l'héroïne! », estime le docteur Michel Hautefeuille, spécialiste des toxicomanies à l'hôpital Marmottan, à Paris. Le sevrage n'a rien d'une partie de plaisir. Il entraîne des symptômes tels qu'anxiété accrue, dépression, irritabilité, confusion mentale, hallucinations... Alors, bien souvent, pour mettre fin au cauchemar, on préfère reprendre sa drogue. Au début des années 1990, alertées par ces risques de dépendance, les autorités de santé des pays développés ont tenté d'en limiter la consommation. En France, un arrêté du 7 octobre 1991 recommande aux praticiens de limiter la durée de prescription des somnifères à quatre semaines et celle des anxiolytiques à douze semaines[1]. Des règles jamais appliquées. Toutes les enquêtes montrent que les durées de consommation s'étalent sur de longues années. La HAS, qui ne veut sans doute pas fâcher les médecins, parle pudiquement d'utilisation courante de plus de six mois, sans donner davantage de précision. Pourtant, une étude de l'Assurance maladie menée durant l'année 2000 en Ile-de-France a révélé toute l'étendue des dégâts. L'ancienneté des traitements était de « plus d'un an dans 81 % des cas, de plus de cinq ans pour 47 % et de plus de dix ans pour 23,8 % ». On note pourtant que des expériences visant à limiter l'usage des psychotropes ont été menées avec succès, notamment dans les Ardennes, par l'équipe du docteur Jean-Pierre Hilly. Ainsi, 102 personnes de 74,5 ans d'âge moyen, prenant des benzodiazépincs depuis un à quarante ans, ont été incitées à arrêter ou diminuer les doses : 53 % d'entre elles ont cessé leur usage au bout de dix-huit mois, 22 % ont considérablement réduit les doses.

1. http://agmed.sante.gouv.fr/htm/5/5210c.htm#hypno/textes/article.php?id_article=0161

Pour le psychiatre Patrick Lemoine, spécialiste des psychotropes, cette frénésie de prescriptions est due au fait que « la thérapeutique est sous-enseignée en France ». Mais cette infirmière y voit d'autres raisons. « Pour avoir la paix, dit-elle, on bourre les personnes âgées de psychotropes. La camisole chimique, c'est facile et discret. Ça représente moins de travail et plus de tranquillité pour tout le monde. » Écœurée par cette situation, elle a préféré démissionner plutôt que d'assister à ce pathétique spectacle de pensionnaires errant tels des fantômes dans les couloirs, ou encore prostrés sur leur chaise, voire cloués au lit. Le phénomène étant commun à toutes les sociétés développées, deux chercheurs canadiens – Johanne Collin et Joël Ankri – ont tenté d'en comprendre les raisons. Ils se sont notamment intéressés au point de vue des médecins sur la vieillesse. Les auteurs notent : « Un regard sombre et pessimiste sur leurs patients âgés [...] en proie à une anxiété de vie... de presque mort. » Alors que l'on attend des miracles de la médecine, quasiment la vie éternelle, les médecins perçoivent le « vieillissement comme un processus de perte qui se manifeste par le déclin des facultés et de l'autonomie ». Que puis-je faire pour eux ? se demandent-ils avec compassion. Pas grand-chose, en réalité. Sinon, peut-être, faire disparaître leur anxiété et leur angoisse. Avec des médicaments. C'est pourquoi, sans doute, ils ont la main particulièrement lourde en matière de prescriptions de psychotropes. C'est pourquoi aussi ils en minimisent la toxicité et les dangers, prescrivant de faibles doses. Comme pour soulager leur conscience.

Faibles doses ou pas, c'est une épaisse purée chimique qui imprègne le cerveau de bon nombre de nos seniors, hypersensibles à l'effet des médicaments. Dès lors, est-il étonnant que certains préfèrent en finir ? Une observation des statistiques nous montre que les personnes âgées se suicident bien davantage que le reste de la population générale. Les chiffres parlent d'eux-mêmes. Tandis que l'on enregistre en moyenne 17 suicides pour 100 000 habitants dans la population générale, le taux grimpe à 32 pour les 75-84 ans, 44 pour les 85-94 ans et près de 39 chez les plus de 95 ans. Au total, les suicides des plus de 65 ans représentent près d'un tiers (3 300 cas) de l'ensemble des suicides (environ 11 000 cas) répertoriés chaque année en France. Dans l'indifférence générale.

Solitude, maladie, fatigue, dégradation physique, souffrance physique et morale, sentiment d'inutilité – « à quoi bon vivre, je ne suis plus bon à rien » –, perte des amis, du conjoint, détresse, angoisse de la mort, dépression… Il existe de multiples causes bien identifiées et largement reconnues et dont on débat dans les sphères médicales. Mais personne ne pointe le rôle joué par l'overdose de médicaments. Les prescriptions massives et inutiles ne sont jamais évoquées. « Les vieux, ça n'intéresse personne », souffle ce médecin. Beaucoup d'entre nous en feront un jour l'amère expérience !

10

Richard Durn et les autres

La tragédie hante encore la mémoire de nombreux habitants de Nanterre. Dans la nuit du 26 au 27 mars 2002, vers 1 heure du matin, à la fin de la séance du conseil municipal, un homme se lève parmi les auditeurs, sort des armes de sa poche et abat de sang-froid plusieurs élus. Nuit de cauchemar qui se solde par un bilan des plus lourds : 8 tués, 19 blessés, dont 14 grièvement.

Richard Durn, le meurtrier, 33 ans, n'a pourtant rien d'une figure inconnue. Il a été militant au Parti socialiste dans les années 1990 puis membre de l'association citoyenne « Réinventons Nanterre », et même trésorier de la Ligue des droits de l'homme de la ville. « Toutes ces activités et fonctions, expliquera-t-il lors de sa garde à vue, en plus des actions bénévoles effectuées auparavant, ne m'ont assuré aucune intégration sociale. » Pendant un temps, elles ont pu ralentir son « projet de folie destructrice », mais « n'étant rien socialement », enfermé « dans une prison mentale » dont il est le propre geôlier, il finit par en conclure qu'il doit s'éliminer lui-même en tuant auparavant d'autres personnes. Dans son collimateur, une mini élite locale symbolisée à ses yeux par les décideurs d'une ville exécrée. Durn en veut à mort à ces notables qui l'ont toujours « pris pour un con » quand il militait.

Dans sa tête, le scénario de la tuerie est déjà écrit. Ne reste plus qu'à l'exécuter. Sinistre entreprise ruminée de longue date qu'il se décide à mettre en œuvre ce 26 mars. À 18 heures, il quitte son domicile en emportant trois armes, une vingtaine de cartouches et plusieurs chargeurs. Malgré cet attirail encombrant dissimulé sous une parka, il franchit sans encombre le seuil de la mairie et s'installe parmi le public, au milieu de la salle où va se tenir le conseil municipal. À sa gauche, il reconnaît un élu de l'association « Réinventons Nanterre ». Pendant les discussions du conseil, Durn ne cesse de se demander s'il va passer à l'acte ou non. Mais, à la fin, alors que le public quitte la salle, il comprend qu'il ne peut plus reculer : « C'était maintenant ou jamais. »

La séance se termine. Durn se lève, sort une arme de sa parka et commence par ouvrir le feu sur la mairesse, Mme Jacqueline Fraisse. « J'ai agi comme un robot, racontera-t-il, [...] je n'avais pas d'ordre précis dans mon exécution, je voulais tuer le plus de personnes possible puis me tuer. » Dans le scénario, il s'était vu mourir sous les balles. En martyr de la société. Mais, capturé par les forces de l'ordre, il devra attendre le lendemain pour écrire cette dernière page de sa misérable vie. Durant sa garde-à-vue, après des aveux circonstanciés, il se jette par un vasistas et s'écrase dans la cour du célèbre 36 quai des Orfèvres.

À Nanterre et dans toute la France, c'est la consternation. On cherche des bribes d'explications à ce carnage. Progressivement, en fouillant le passé du meurtrier, il apparaît que chaque étape de son parcours annonçait une escalade inexorable vers le pire. Une destruction annoncée. Durn était un dépressif notoire suivi par une kyrielle de médecins, spécialistes ou généralistes. À partir de 1983 – il a 24 ans –, le jeune homme consulte régulièrement un médecin généraliste de Nanterre pour des problèmes psychologiques. En 1990, il est exempté du service militaire pour psychose hystérique par un psychiatre du bureau du service national. À peu près à la même époque, il tente à deux reprises de mettre fin à ses jours. Durn se définit lui-même comme « un être minable, ne faisant rien de [sa] vie, ne sachant rien construire, ne sachant aimer personne, ni faire du bien autour de [lui] ». Ajoutant : « Je n'étais pas digne de vivre. Il n'y avait aucune évolution possible. Depuis longtemps, je suis mort socialement, affectivement, culturellement, donc je devais cesser cette mascarade. »

En 1995, étudiant en sciences politiques et histoire, il consulte un psychiatre du Bureau d'aide psychologique universitaire (Bapu). Le psy constate son état dépressif, mais ne perçoit pas d'éléments de dangerosité ; sinon, dit-il, il l'aurait signalé. Néanmoins, il précise : « Je m'étais interrogé sur l'existence d'un trouble de la personnalité de type paranoïaque sensitive. Je lui avais prescrit des antidépresseurs plus des neuroleptiques qu'il n'a pas pris. »

L'année 1998 marque un tournant. Début juillet, sa psychothérapeute au Bapu le voit débarquer dans son bureau avec une arme, déclarant qu'il souhaitait « tuer des gens et se donner la mort ensuite ». Stupéfaite, traumatisée, elle alerte aussitôt son médecin-chef qui à son tour adresse immédiatement un courrier au médecin inspecteur des Hauts-de-Seine signalant la dangerosité de l'individu. Lequel, par la suite, ne reviendra pas au Bapu.

Après cet échec, le psy du Bapu envoie une lettre à Richard Durn l'invitant à venir se faire examiner. Il propose même de se déplacer. Selon sa mère, Richard a pris son téléphone et a appelé le psy. « Je vais bien, j'ai des projets », explique-t-il. Le psy n'insiste pas. L'affaire s'arrête là.

Saisi du dossier, un médecin de la DASS[1] se rend à Nanterre et sonne à la porte de l'appartement de Richard Durn qui vit chez sa mère. Pas de réponse. Le médecin demande l'assistance des policiers du commissariat de Nanterre, mais sans les informer de l'épisode du Bapu. Ensemble, ils retournent au domicile des Durn. Toujours pas de réponse.

La DASS et la police ignoraient sans doute que Durn était armé jusqu'aux dents. Sinon, elles auraient probablement persisté. En effet, depuis quelques années, le futur tueur de masse fréquentait un club de tir et s'était progressivement équipé d'un véritable arsenal. Dans un premier temps, un pistolet automatique 9 mm Glock, ainsi qu'un Smith & Wesson 357 magnum. Puis, quatre armes supplémentaires achetées avec l'agrément de la préfecture. Du matériel que Durn possédait illégalement puisqu'il n'avait pas demandé le renouvellement de son autorisation de détention d'armes. Toutefois, les services de la préfecture des Hauts-de-Seine chargés du contrôle, n'ont pas entrepris de démarche pour connaître l'utilisation des gros calibres.

Une nouvelle étape est franchie le 11 novembre 2001. Richard Durn assiste aux cérémonies de commémoration

1. Direction administrative des affaires sanitaires et sociales.

avec sa mère au parc de Nanterre. Un à un, il passe en revue les élus présents au grand complet et déclare : « Je pourrais tous les tuer. » « Tu n'as pas amené d'armes, j'espère », rétorque sa mère, affolée. « Ça n'a pas d'importance, répond-il. De toute façon, je n'irai jamais en prison. » « Il avait quelque chose contre ces élus, dira encore sa mère. Pour lui, c'étaient des pourris. » Lors de son audition, elle confirme que son fils présentait « une grande fragilité mentale » et faisait régulièrement état auprès d'elle de « son intention de tuer des gens à l'aide d'armes qu'il détenait avant de se donner la mort ». Pourquoi n'a-t-elle rien dit ou rien fait ? « Mon fils disait tellement de choses sombres. À qui aurai-je dû en parler ? À la police ? Si les policiers étaient venus chez nous, Richard leur aurait tiré dessus. »

Selon cette mère, exilée en 1958 d'un petit village de Slovénie, divorcée sept jours après la naissance de son fils qui, lui, n'a jamais connu son père – une blessure profonde –, « il y avait un danger pour lui et pour les autres, mais les psychiatres ne l'ont jamais vraiment écouté et tout le monde a fermé les yeux ». La demi-sœur de Richard Durn ira dans le même sens, affirmant que « les psychiatres n'ont jamais fait de diagnostic précis. » Des explications trop courtes qui visent sans doute à s'alléger d'un lourd fardeau. Néanmoins, l'absence de prise en charge d'un citoyen à la santé mentale si fragile et au passé psychiatrique si lourd pose question. Alors que les warnings étaient allumés et que Durn relevait d'un diagnostic et d'un traitement psychiatrique établi par une autorité, il consulte un médecin généraliste de Nanterre. Le 20 février 2002, celui-ci rédige une banale ordonnance – destinée à Durn mais au nom de sa mère – comprenant du Prozac et un anxiolytique (*cf.* ordonnance n° 19 en annexes). Un traitement identique à celui délivré à des millions de Français qui ne souffrent d'aucune pathologie mentale !

Quelle utilisation en fait-il ? On ne sait pas très bien. Selon sa mère, il prenait ses médicaments de façon irrégulière. Lors de son audition, Durn lui-même précisera : « Il m'est arrivé de prendre du Lexomil, du Prozac, des antidépresseurs. J'en ai pris récemment, mais je ne sais plus trop quand. Cependant, je suis formel, je n'ai absolument rien pris hier soir avant le carnage. Je ne bois pas non plus d'alcool. » Toujours selon sa mère, quelques jours avant le drame, « il a avalé une grande quantité de Prozac. Il était tellement bouffi que je lui ai fait une remarque. Il n'a pas répondu ». En réalité, l'analyse toxicologique révélera une concentration très faible de Prozac. Pour l'expert, « si M. Durn suivait un traitement régulier avec le Prozac, il avait arrêté celui-ci au minimum cinq à six jours avant son décès ».

L'antidépresseur a-t-il pu jouer un rôle dans le passage à l'acte ? Difficile, sinon impossible à démontrer. De toute évidence, Durn ruminait de longue date sa vengeance à l'égard de la société, et le scénario de sa folie meurtrière semblait écrit de longue date. Mais jouer au yo-yo avec ses médicaments – les prenant un jour, ne les prenant pas le lendemain – ne pouvait que détraquer davantage un cerveau déjà malade.

Aux États-Unis, outre l'affaire Wesbecker déjà citée[1] et qui présente de troublantes analogies avec celle de Nanterre, ou celle du lycée Columbine et du

1. *Cf.* chapitre « Un homme bien », p. 13.

campus de l'Illinois[1], les antidépresseurs sont soupçonnés d'être impliqués dans des dizaines de tueries de masse, notamment dans les écoles ou sur le lieu du travail[2].

Au-delà de l'intense émotion suscitée par la tragédie de Nanterre, ce drame épouvantable met crûment en lumière un paradoxe : des millions de Français reçoivent des prescriptions de psychotropes dont ils n'ont pas vraiment besoin, tandis que ceux qui souffrent d'une réelle pathologie mentale, bien souvent, n'en bénéficient pas. Soit que n'étant pas repérés, ils passent à travers les mailles du filet – on estime par exemple qu'un tiers des dépressifs n'est pas pris en charge –, soit que le traitement prescrit est inadapté ou encore qu'il n'est pas correctement suivi. De quoi s'interroger sur le bien-fondé de notre politique de santé mentale. Celle-ci repose sur l'idée que les médecins généralistes, en première ligne, sont les mieux placés pour repérer les personnes qui souffrent de troubles mentaux. Charge à eux ensuite de les orienter, si besoin, vers un spécialiste : psychiatre, neurologue… En réalité, cette politique se révèle claudicante puisque le dernier rapport de santé mentale le stipule, « une majorité de la population prise en charge ne présente pas de symptômes dont la sévérité justifierait une prescription ». Ainsi, « sur 100 personnes ayant consommé un antidépresseur dans l'année, 33 % répondent aux critères d'un trouble dépressif, mais 56 % d'entre elles n'ont ni trouble anxieux, ni trouble dépressif justifiant l'usage de substances psychoactives ». À l'inverse, « un

1. *Cf.* page 129.
2. *Cf.* http://ssristories.com/index.php.

certain nombre de malades ne sont pas pris en charge alors qu'ils devraient l'être[1] ».

Dans le cas de Durn, de toute évidence, la thérapeutique n'était pas adaptée. Au-delà, son cas pose de nombreuses questions. Compte tenu de ses antécédents, le futur meurtrier devait-il être maintenu en liberté ? Un cas si lourd relevait-il d'un médecin généraliste peu formé au diagnostic psychiatrique ? À moins que cette tragédie ne révèle, comme l'a souligné l'Igas à propos du Médiator, les incohérences de notre système de santé, notamment le manque de coordination entre les différents médecins.

De tels drames sont-ils évitables ? Pour se protéger, la société devrait-elle interner d'office ceux qui annoncent qu'ils vont tuer ? J'interroge sur ces sujets le docteur Daniel Zagury, chef de service au centre psychiatrique de Bondy. Également expert près la cour d'appel de Paris, il a examiné des tueurs de masse célèbres : Guy Georges, Michel Fourniret, Patrice Allègre, ou encore Alexis, 16 ans, jugé pour les meurtres de son père, de sa belle-mère et de quatre adultes à Louveciennes (Yvelines) en février 1995. Réponse du praticien : « Si nous devions interner tous ceux qui font état de pensées agressives ou meurtrières, alors, les hôpitaux déborderaient. » Car des signalements comme celui de Durn, les services de psychiatrie en reçoivent des dizaines par semaine. Or, la psychiatrie n'est pas une science exacte. On ne lit pas non plus dans le marc de café. Très difficile de pronostiquer qui va passer à l'acte ou

1. « La Santé mentale, l'affaire de tous », Rapport du groupe de travail présidé par Viviane Koveiss-Masféty – La Documentation française, 2010.

non. Bien souvent, ceux qui disent qu'ils vont le faire ne le font pas et inversement. Daniel Zagury donne l'exemple de certains tueurs de masse. « Bien malin qui aurait pu prédire en lisant leur dossier qu'ils allaient tuer. » Le profil d'un criminel passé à l'acte est souvent superposable à celui d'une quantité de cas qui ne tuent pas. Pour autant, assure-t-il, les psys font leur boulot, sans le laxisme qu'on leur prête souvent. « On discute des cas sérieux, de ceux qui nous font peur, mais on essaie d'évaluer et de faire la part des choses. En cas de signalement très fort, on agit tout de suite en prévenant le procureur de la République, le préfet, ou les services de police. »

Daniel Zagury fustige au passage ceux qu'il appelle « les chevaliers blancs de l'après-coup », parmi lesquels beaucoup de journalistes qui viennent expliquer a posteriori que tel ou tel drame n'aurait pas dû avoir lieu. Pour lui, médias et politiques exploitent l'émotion légitime des victimes. Les premiers, à la recherche de sensations fortes pour vendre du papier ou des images, s'abreuvent de sang bien frais. Des titres ronflants du style – « Encore un schizophrène qui s'est échappé d'un hôpital » – font la une des journaux télévisés et sèment la panique dans la population. Le psychiatre donne l'exemple des parricides, qui représentent 30 cas par an. « S'ils sont médiatisés, les gens ont l'impression qu'il y en a tous les jours. » La folie, ironise-t-il, c'est un marché très porteur. Alors que les chiffres montrent une autre réalité : on compte environ 600 000 schizophrènes en France. Or, 3 000 « seulement », soit 0,5 %, sont dangereux, bon nombre d'entre eux étant déjà sous les verrous. Par ailleurs, l'observation des statistiques révèle une très nette tendance à la baisse des homicides depuis une vingtaine d'années. On en comptait 1 500 durant l'année 1990 pour un peu moins de 800 en 2010. Quant aux politiques, ils laissent croire que Nanterre, ou plus récemment le drame de Norvège ou de Liège, auraient pu ne pas avoir lieu et pointent du doigt des coupables. « Un enseignant, un juge, un médecin. Peu importe », déplore Daniel Zagury. Illusion d'un monde parfait, sans tragédie.

L'expert a sans doute raison. Toutefois, devant certaines affaires, on ne peut que s'interroger : une amélioration du système, entre autres une meilleure coordination entre les professionnels de santé, ne permettrait-elle pas d'éviter certains drames ? Ainsi, en février 2009, dans la banlieue d'Orléans, un homme de 34 ans pris d'un coup de folie a grièvement blessé sa femme et massacré ses trois enfants avant de périr par le feu. Dépressif depuis la mort par suicide de son père, sujet à des bouffées délirantes qui lui avaient valu des séjours en hôpital psychiatrique, il était suivi depuis plusieurs années. Peu avant de passer à l'acte, il avait manifesté auprès de son médecin traitant « sa peur de tuer ». Même cas de figure à Nérac, un village du Lot-et-Garonne. Le 5 juin 2008, au petit matin, Frank F., 40 ans, kinésithérapeute, tue son fils de 5 ans avec une monstruosité peu commune et une violence inouïe. Après avoir tenté de l'étrangler, et n'y parvenant pas, il prend un couteau de boucher qu'il plante dans la cage thoracique du petit garçon. Des faits qui se sont accompagnés d'un acharnement macabre. Franck F. aurait tenté d'arracher le cœur de l'enfant. Suivi par plusieurs médecins, il avait lui aussi annoncé à plusieurs reprises son intention de tuer.

Dans les deux cas, ces hommes absorbaient des cocktails de psychotropes - à base d'antidépresseurs, neuroleptiques, anxiolytiques, etc., ordonnances modifiées à plusieurs reprises – qui n'ont rien changé à leur état. Peut-être même l'ont-ils aggravé !

Faut-il désespérer de la pharmacopée ? Durn – dont le traitement n'était pas adapté – a tué, et les deux autres, malgré ou à cause d'une ordonnance chargée, n'ont pu retenir leurs pulsions meurtrières. Pour le professeur Patrick Martin, pharmacologue, les raisons de ces échecs sont à chercher ailleurs. Non pas tant dans les molécules elles-mêmes, mais dans leur mode d'administration. « Les traitements, explique-t-il, sont délivrés de façon standardisée, uniforme, à des patients fragiles bien différents les uns des autres. On ne tient pas compte de leurs particularités individuelles. C'est pourquoi ils ne répondent pas vraiment. » Patrick Martin ouvre là, pour le meilleur ou pour le pire, les portes du futur. Une médecine personnalisée, fondée sur des examens approfondis qui permettent de déceler les particularités de chacun avant de délivrer une thérapeutique, non plus de masse, standardisée, mais individualisée.

C'est dans cet esprit qu'il anime un projet de recherche dans l'unité pour malades difficiles (UMD) de l'hôpital Paul-Guiraud de Villejuif, en collaboration avec son confrère le professeur Bernard Lachaud, chef du service. Il existe 5 UMD en France qui abritent les malades les plus difficiles, des fous, dangereux, violents, criminels, ingérables. L'un a tué sa mère et son frère avant d'organiser un festin cannibalique, d'autres se prennent pour Dieu ou un prophète, celui-là a tué sa femme à coups de ciseaux lors d'une permission de sortie, d'autres ont égorgé leurs propres enfants, certains s'automutilent en se coupant les phalanges. La plupart ont été jugés irresponsables de leurs actes et trop dangereux pour rester en prison ou à l'hôpital. D'où la construction des UMD. Aucun ne retrouvera la liberté.

Dans cet univers clos, grillagé, cadenassé, ultrasécurisé, de grands délirants assommés de neuroleptiques errent comme des zombies dans les couloirs pendant des journées entières. D'autres sont attachés comme les meubles – chaises, tables… – que l'on a vissés au sol. Règle n° 1 pour l'infirmier qui tient à la vie : ne jamais tourner le dos. « Les médicaments les transforment en légumes », regrette Patrick Martin, dont le projet de recherche comporte plusieurs volets. D'abord, affiner le diagnostic de ces malades qui ont des fonctions mentales perturbées à l'aide d'évaluations psychologiques et neuro-cognitives. Ensuite, procéder à des analyses biologiques (bilan thyroïdien, dosage de neuromédiateurs…) et génétiques (évaluation du métabolisme des médicaments chez les patients). Patrick Martin pointe cette contradiction : « Tous reçoivent les mêmes traitements avec les mêmes dosages alors qu'ils ne métabolisent pas de la même façon. » L'objectif final de cette recherche étant d'obtenir une réaction positive sur le psychisme et le comportement de malades condamnés à l'enfermement à vie. Criant au scandale, certains diront que l'on transforme les fous en cobayes. D'autres y verront au contraire une exploration des voies de l'avenir utile à la société. Le comité d'éthique a tranché : il a donné son aval.

11

Alerte à l'Alzheimer

« Vieillir, c'est trois choses, plaisantait Ronald Reagan : la première, perdre la mémoire ; les deux autres, je ne m'en souviens plus. » L'ancien président américain, amateur de blagues, savait de quoi il parlait. En 1994, soit cinq années seulement après la fin de sa présidence, il révélait qu'il était atteint de la maladie d'Alzheimer. Un fléau qui touche plusieurs dizaines de millions de personnes – âgées pour la plupart – dans le monde et prend des allures d'épidémie dans les sociétés développées, dont l'espérance de vie moyenne dépasse aujourd'hui les 80 ans. En France, on estime qu'environ 800 000 personnes sont affectées par cette maladie dégénérative et irréversible.

Peut-il y avoir un lien entre les consommations vertigineuses de tranquillisants et somnifères de la famille des benzodiazépines – Lexomil, Valium, Temesta, Xanax, etc. – depuis quarante ans dans les populations occidentales et le nombre croissant de gens atteints de la maladie d'Alzheimer ? Certains chercheurs ont tenté de répondre à ces questions aux enjeux humains, économiques et financiers considérables.

Pourquoi une telle interrogation ? Principalement parce que les benzodiazépines ont un formidable pouvoir hypnotique sur le cerveau, puisque 40 % de nos neurones sont sensibles à leur action. Lexomil,

Xanax, Valium et les autres agissent en facilitant l'action d'une substance chimique naturelle, le GABA, un messager qui inhibe les neurones qu'il contacte. Il en ralentit l'action ou en arrête l'émission. Ce qui se traduit par une action sédative – calmante – sur le système nerveux central, très utile en cas d'angoisse ou d'insomnie.

« Peu de drogues peuvent leur faire concurrence en ce qui concerne l'efficacité, la rapidité d'action et le faible coefficient de toxicité aiguë », constate le professeur Heather Ashton, neurologue et psychiatre, qui a dirigé pendant douze ans une clinique de sevrage aux benzodiazépines en Angleterre. Ces molécules peuvent être très précieuses et même sauver des vies. D'où leur formidable succès, dès leur lancement au début des années 1960. Au point d'être qualifiées plus tard d'« opium du peuple » par un autre Anglais, le professeur Malcolm Lader.

Mais, poursuit le professeur Ashton, « presque tous leurs désavantages proviennent de leur utilisation sur une période prolongée, supérieure à plusieurs semaines ». Avalées au long cours, ce qui est le cas pour des millions de gens, les benzodiazépines ensuquent les neurones et altèrent l'activité cérébrale. La pensée se ralentit, la vigilance diminue, entraînant une réaction en chaîne : baisse de l'attention, de la concentration et… des troubles de mémoire. Plus particulièrement, celle des faits récents. Les conséquences vont du simple oubli bénin de type « Où sont mes clés ? » au trou noir pendant lequel certains commettent des crimes ou mettent le feu à leur maison, sans en garder le souvenir. « Ces drogues causent un déficit spécifique de la mémoire "épisodique", soit le souvenir d'événements récents, les circonstances dans lesquelles ils sont survenus et leur séquence dans le temps, précise encore le docteur Ashton. Au contraire, les autres fonctions de la mémoire comme la mémorisation des mots, l'habilité à se souvenir d'un numéro de téléphone pendant quelques secondes ainsi que les souvenirs lointains ne sont pas touchés. »

De son côté, la maladie d'Alzheimer se caractérise elle aussi par des pertes de mémoire s'aggravant au fil des années, jusqu'à un engloutissement complet des souvenirs. L'un peut-il avoir un impact sur l'autre ? Les premières études publiées à la fin des années 1990 et fondées le plus souvent sur des méthodologies discutables aboutirent à des résultats contradictoires. Pour certaines, il existait un lien entre les médicaments et la maladie. Pour d'autres, non. D'autres encore allaient jusqu'à affirmer que les benzodiazépines protégeaient du déclin cognitif !

En 2002, le docteur Sabrina Paterniti, de l'Inserm, explorait l'impact des « benzos », non sur la maladie d'Alzheimer proprement dite, mais sur le vieillissement cérébral. Elle et son équipe avaient suivi 1 176 sujets âgés de 60 à 70 ans sur une durée de quatre ans. Certains étaient des utilisateurs occasionnels de tranquillisants et somnifères, d'autres des chroniques, d'autres encore n'en consommaient pas. Les réponses aux tests montraient que le déclin cognitif était deux fois plus fréquent chez les usagers chroniques. L'équipe de l'Inserm en concluait que « les utilisateurs chroniques de benzodiazépines présentent un risque significativement supérieur de déclin cognitif » par rapport aux non-utilisateurs.

La même année, le département de pharmaco-épidémiologie de l'université de Bordeaux, dirigé par le professeur Bernard Bégaud, publiait les résultats d'une enquête épidémiologique sur benzodiazépines et Alzheimer. Les enquêtes de ce type comparent l'évolution de groupes de personnes – au profil équivalent en termes d'âge, de sexe, d'habitudes de vie, etc. – prenant tel ou tel médicament à d'autres qui n'en prennent pas. Le laboratoire de Bordeaux fait figure de vrai chien de garde sanitaire des sociétés développées, puisqu'il explore l'impact des médicaments dans les conditions réelles de consommation, autrement dit dans la vraie vie. Les futurs médicaments sont en effet commercialisés à partir de tests menés sur quelques centaines de patients triés sur le volet. Rien à voir avec l'utilisation qui en serait faite plus tard dans la vie réelle par des millions de gens prenant déjà d'autres traitements. Quel est le résultat de cette alchimie ? Cette unité de pharmaco-épidémiologie essaie de le savoir en développant des études dans divers domaines : recherche méthodologique, cancérologie, thermalisme, pneumologie, psychiatrie, cardiologie…

Pour mener à bien leurs investigations, les chercheurs du laboratoire disposent depuis 1989 d'un « vivier » de 3777 sujets de 65 ans et plus – vivant à leur domicile en Dordogne ou Gironde – qui ont accepté d'être suivis à vie en se prêtant à des batteries de tests ou d'examens médicaux. Ils ont ainsi la possibilité d'étudier l'évolution du vieillissement cérébral, qu'il soit normal ou pathologique. L'un des chercheurs explique la méthode de cette étude : « Nous avons comparé l'exposition aux benzodiazépines d'un groupe de 150 sujets atteints d'Alzheimer à un autre qui ne l'était pas durant les huit années de suivi de la cohorte. Les résultats de nos travaux montraient que l'utilisation chronique de benzos était significativement associée au risque d'entrée en démence d'Alzheimer. » L'augmentation du risque était, à l'époque, évaluée à 50 %[1].

En 2009, à l'autre bout du monde, une autre étude, menée par le docteur Wu du département de psychiatrie de l'université de Taiwan, aboutit à des conclusions similaires. Puisant dans le registre de l'assurance maladie de Taiwan, ce chercheur a comparé 779 patients diagnostiqués avec une démence d'Alzheimer à 4626 sans démence. Il constate lui aussi que « les sujets présentant une démence avaient été exposés pendant plus longtemps que les autres à des doses élevées de benzodiazépines et étaient davantage des utilisateurs au long cours ». Mené sur la base d'un large échantillon, son travail crédibilise ses conclusions et celles des autres équipes[2]. D'autres travaux menés entre 2002 et 2009 allaient dans le même sens.

« Néanmoins, souligne Bernard Bégaud, il nous fallait lever un dernier doute. Toutes ces études, malgré une méthodologie de plus en plus affinée, ne permettaient pas totalement d'écarter l'hypothèse que l'anxiété ou l'insomnie puissent être les facteurs déclenchant de la démence, et non les benzodiazépines. » Explication : avant d'être atteints d'Alzheimer, les gens présentent souvent des symptômes de type anxiété, troubles du sommeil, dépression… que l'on peut interpréter comme étant les prémices de la dégradation du cerveau. C'est ce que l'on appelle un biais protopathique, le facteur causal ayant été introduit après la maladie et

1. Lagnaoui R., Bégaud B., Moore N., Chaslerie A., Fourrier A., Letenneur L., Dartigues J.-F., Moride Y., « Benzodiazepine use and risk of dementia: a nested casecontrol study », *J. Clin. Epidemiol.*, mars 2002, 55(3), p. 314-318.

2. Wu C. S., Wang S. C., Chang I. S., Lin K. M., *Am. J. Geriatr. Psychiatry*, juillet 2009, 17(7), p. 614-620.

à cause de ses vrais symptômes. Un phénomène très classique en épidémiologie.

Pour éviter ce biais, Bernard Bégaud et son équipe mettent alors en place en 2010 une nouvelle étude d'une rigueur implacable. « Nous sommes remontés plus de quinze ans en arrière, explique-t-il, en observant les données concernant les 3 777 sujets de la cohorte Paquid, laquelle offre aujourd'hui vingt ans de recul, puis en sélectionnant ceux dont on était certains qu'ils avaient entamé un traitement par benzodiazépines à une date précise et pour la première fois, sans pour autant présenter des symptômes d'anxiété ou d'insomnie, ni être atteints d'Alzheimer. » Ainsi, on écartait la possibilité que le traitement ait été mis en place à cause d'une apparition des premiers symptômes de la démence. Et, par là même, le fameux biais protopathique. La durée de prise de benzodiazépines oscillait entre deux années pour les uns à plus de dix ans pour d'autres.

Et les résultats sont tombés. « On a retrouvé une association entre prise de benzos et Alzheimer de même ordre que lors de la première étude, c'est-à-dire un risque augmenté de 50 % », commente Bernard Bégaud. De plus, l'examen de l'évolution des courbes entre consommateurs et non-consommateurs a apporté d'autres enseignements : chez les premiers, la détérioration cérébrale n'est pas perceptible les premières années. Elle se fait sentir cinq à huit ans après le début des premières prises de benzodiazépines. Et ce risque s'accroît avec le temps.

Aujourd'hui donc, sur les neuf études épidémiologiques menées par différentes équipes dans le monde, la majorité montre un lien entre consommation au long cours de benzodiazépines et maladie d'Alzheimer. Par quels mécanismes ? Pour l'instant, nous n'en sommes qu'au stade des hypothèses. Vraisemblablement, un effet indirect. On considère en effet que l'activité intellectuelle constitue un frein à l'apparition ou au développement de l'Alzheimer. D'où les recommandations d'entretenir son cerveau par la lecture, les mots croisés, etc. Or, les benzodiazépines, au contraire, émoussent la pensée et tous les processus cognitifs mobilisés dans l'activité intellectuelle, ouvrant peut-être la voie à l'apparition de la maladie. C'est en tout cas une hypothèse. Elle reste à démontrer. Mais les faits sont là. Et, si une majoration du risque de 50 % peut paraître minime à l'échelle individuelle, elle prend des proportions extraordinaires à l'échelon de la population, du fait de la consommation exacerbée de ces traitements chez les sujets âgés.

Selon les estimations de la dernière étude, entre 16000 et 31000 cas d'Alzheimer par an – sur les 200000 nouveaux cas enregistrés chaque année – seraient liés à la consommation effrénée de benzodiazépines. Sachant que ces molécules sont sur le marché depuis une quarantaine d'années, on se rend compte de l'étendue des dégâts : des centaines de milliers de cas.

Début octobre 2011. Je publie avec l'apport de deux autres journalistes – Hervé Ratel et Sylvie Riou – les résultats des recherches de Bernard Bégaud dans la revue *Sciences et Avenir*. Affiche 4×3, lettres rouges sur fond blanc, dans les kiosques à journaux : la couverture ne peut échapper à personne. Le magazine a décidé de mettre le paquet pour alerter la population sur ce que Bernard Bégaud qualifie lui-même de « scandale majeur de santé publique ».

Figure scientifique éminente, le chercheur possède un pedigree qui force le respect. Professeur de pharmacologie, directeur du département de pharmaco-épidémiologie, ancien doyen de la Faculté de médecine de Bordeaux, président de l'université de Bordeaux 2, conseiller du ministre de la Santé, etc. À son actif, pas moins de soixante-dix-sept publications scientifiques et de nombreuses enquêtes et rapports. Une pointure doublée d'un rebelle !

En effet, en choisissant de publier les résultats de ses travaux dans un magazine de vulgarisation scientifique, le chercheur franchit la ligne rouge. Car la règle en vigueur veut qu'un travail scientifique soit d'abord soumis au comité de lecture d'une revue scientifique avant d'être publié. C'est ensuite seulement qu'il peut être éventuellement repris par les médias grand public. Pourquoi une telle démarche de la part d'un chercheur habituellement d'une stricte orthodoxie ? Pour une raison très simple : Bernard Bégaud est en colère. C'est pourquoi il décide de passer outre la loi du milieu. En colère à cause de la passivité des autorités de santé qu'il a alertées, à plusieurs reprises et depuis plusieurs années, sur les risques encourus par les sujets âgés chargés comme des mules par les médecins. Aucun responsable sanitaire n'a réagi. « Personne n'a levé le petit doigt, lâche le chercheur. C'est consternant. On est champions du monde de la consommation de tranquillisants et somnifères, mais personne ne réagit. C'est d'une immaturité incroyable. Au moins pourrait-on faire respecter les règles de prescription que le législateur a édictées, à savoir une durée limitée de prescription. »

D'où ce constat amer : « En France, il n'y a pas de gestion globale de santé publique. Les systèmes d'alerte ne fonctionnent pas. » Autrement dit, plutôt que d'anticiper en agissant en amont, on préfère attendre que les dégâts soient avérés. « D'ailleurs, ajoute-t-il, en 2006, lors d'une audition au Sénat sur le médicament, j'avais quasiment pronostiqué qu'un drame tel que celui du Mediator pouvait arriver. » Mais, selon lui, « tout le monde s'en fout ». D'où sa décision de s'adresser directement au grand public via *Sciences et Avenir*, un magazine lu par des millions de personnes.

L'info, comme on dit, fait un tabac. À peine le numéro est-il dans les kiosques que radios, télés et presse quotidienne la reprennent en chœur. Un déferlement ! Un quotidien explique que « Lexomil, Xanax ou Stilnox, ces psychotropes ont un point commun, à long terme : ils augmenteraient les risques d'entrée dans la maladie d'Alzheimer ». Pour un autre, « ces résultats résonnent comme un avertissement en France, premier consommateur mondial de ces médicaments ». Une grande radio nationale annonce que « les antidépresseurs provoquent la maladie d'Alzheimer ». J'appelle pour rectifier le tir. Bernard Bégaud, sollicité de toutes parts, est assailli par les micros et les caméras, invité sur tous les plateaux. Sur i-Télé, il confirme : « Il y a de fortes présomptions. Et, à mon avis, cette présomption suffit à réfléchir à ce sujet et mérite un plan d'action [...]. Les autorités ont toutes les cartes en main pour agir. »

Du côté du corps médical – il fallait s'y attendre –, on sort les couteaux. Certains nous accusent, nous les journalistes, d'êtres « des inconscients », d'autres de « semer la panique » chez les patients, d'autres encore d'avoir « cherché le scoop à tout prix ». Sous le titre « Benzodiazépines et Alzheimer, les contrevérités de la presse française », le site d'information médicale Docbuzz tire à vue sur « la volonté de nuisance » de la presse, ainsi que sur Bernard Bégaud et son étude. Selon la rédaction, qui confond allégrement l'enquête de 2002 et celle de 2010, les « calculs amenant à 16 000 ou 31 000 cas de maladie d'Alzheimer provoqués par les benzodiazépines ne sont qu'une interprétation délirante statistiquement fausse ».

D'après un autre site, atoute.org, le lien entre Alzheimer et tranquillisants a carrément été « inventé par les journalistes ». Et le bon docteur Dupagne, rédacteur sur le site, de donner une leçon d'épidémiologie : « Où est l'erreur ? interroge-t-il. [...] D'un facteur non pris en compte, appelé facteur confondant » qui vient fausser l'analyse. Une erreur qu'il alimente copieusement avec des exemples. Le docteur Dupagne n'a manifestement pas lu l'article puisque l'étude de Bernard Bégaud et son équipe avait précisément pour objet d'écarter ce fameux facteur confondant ou de confusion.

Tous les articles à charge reprendront peu ou prou les mêmes arguments, le principal étant : « L'étude n'a pas été publiée, donc elle n'a pas de valeur[1]. » Tous feront l'impasse sur un point sur lequel nous avions insisté : l'enquête de 2010 constitue le point d'orgue d'une série d'études – notamment celle de Taiwan, réalisée sur un échantillon important de patients – qui établissent un lien. Pas un mot non plus sur le fond du dossier, à savoir des consommations faramineuses et souvent sur de longues années de benzodiazépines – dont l'utilité à court terme n'est pas contestable, par ailleurs – qui entraînent toutes sortes de dégâts dont des troubles de mémoire. Alors que, dans au moins 50 % des cas, selon les enquêtes, les prescriptions ne

1. Un argument qui tombe à l'eau puisque, à l'heure où nous imprimons, cette étude vient d'être publiée dans le *British Medical Journal* : http://bmj.com/content/345/bmj.e6231

sont pas justifiées. Un sacré pavé dans le jardin du corps médical.

Devant la levée de boucliers de ses pairs, Bernard Bégaud lui-même va progressivement battre en retraite, en se déchargeant sur *Sciences et Avenir*. « Il n'y a pas de lien de causalité direct démontré », affirmera-t-il dans un autre magazine. C'est précisément ce que nous avons écrit noir sur blanc dans un encadré intitulé « Des hypothèses fragiles ». Pour autant, dirait-on d'un accident de voiture qu'il n'a pas eu lieu parce qu'on en ignore la cause ? De même, poursuit-il, nous aurions dû écrire au conditionnel que les benzodiazépines « favoriseraient » l'entrée dans la maladie d'Alzheimer et non « favorisent ». Étonnant revirement puisque, lors de nos entretiens précédant la parution de l'article, il avait insisté sur « la forte plausibilité » d'un lien entre les deux. Plausibilité fondée sur la méthodologie extrêmement rigoureuse de son étude soumise, avait-il dit, à des spécialistes de Harvard. Pour lui, le doute n'était plus permis et il n'était nullement question de conditionnel. Au point de « trouver scandaleux, invraisemblable, l'inertie des pouvoirs publics ». L'Alzheimer, clamait-il encore, « c'est la grande cause nationale, c'est affreux pour les familles. Or, d'un côté, on prescrit en masse des médicaments qui favorisent son apparition ; de l'autre, on dépense un argent fou pour lutter contre cette maladie. On marche sur la tête. » (*Cf.* ordonnances n° 20, 21 et 22 en annexes – dont celle d'un homme dément et atteint de la maladie de Parkinson, qui avale quarante-deux comprimés par jour).

Très isolé, dos au mur, le franc-tireur va néanmoins recevoir un appui solide en la personne du psychiatre Patrick Lemoine, docteur en neurosciences, directeur de recherche à l'université Claude-Bernard de Lyon, auteur d'ouvrages sur les tranquillisants et somnifères. Non seulement Patrick Lemoine défend la thèse de son confrère de Bordeaux – « il y a enfin une étude épidémiologique, sérieuse, qui permet de démontrer ce qui me paraissait une évidence » –, mais, en plus, il fournit une explication. Celle-ci : les benzodiazépines provoquent des arrêts respiratoires pendant le sommeil et ce syndrome d'apnées du sommeil, en entraînant des asphyxies, aboutit à des tableaux démentiels. « On sait qu'une part de Lexomil pris à 19 heures multiplie par deux le nombre et la durée des incidents respiratoires », écrit-il[1].

Impitoyable constat d'un praticien sur lequel, pourtant, l'ensemble du corps médical est resté assez discret. Des élucubrations ? Il faut croire que non puisque, fin février 2012, le *British Medical Journal* va confirmer la thèse de Patrick Lemoine. La revue scientifique publie les résultats – qualifiés d'« effrayants » par *Libération*[2] – d'une étude d'envergure révélant que les somnifères augmentent significativement le risque de cancer ainsi que la mortalité[3]. L'étude a été menée pendant deux ans et demi chez une population de 54 ans d'âge moyen. Pour certains d'entre eux, les doses absorbées n'étaient pas très élevées. Néanmoins, les auteurs de l'étude estiment que les somnifères peuvent être impliqués dans la survenue de 320 000 à 507 000 morts par an aux États-Unis. Les causes de ces décès sont multiples : entre

1. http://www.sciencesetavenir.fr/sante/20110930.OBS1439/patrick-lemoine-psychiatre-les-benzodiazepines-favorisent-la-demence.html
2. « La face noire des somnifères », *Libération*, 29 février 2012.
3. « Hypnotics' association with mortality or cancer: a matched cohort study », *BMJ*, 27 février 2012.

autres, dépressions et donc suicides, accidents de voiture, reflux œsophagien et… apnées du sommeil.

Sinistre tableau qui laisse imaginer sans peine l'ampleur des dégâts provoqués par ces mêmes traitements chez des gens plus âgés, soumis à des doses beaucoup plus élevées et sur de plus longues durées. Tour à tour, Patrick Lemoine stigmatise le manque de formation des médecins généralistes et de respect des durées de prescription, la distribution pléthorique de ces pilules, et demande carrément que certaines soient retirées du marché. Selon lui, pour réduire cette consommation, il faut frapper un grand coup, faire des campagnes. « Le rôle de la presse est important car ce sont les patients qui alertent les médecins. »

La presse, justement, était-elle dans son rôle en publiant les résultats des travaux de Bernard Bégaud ? Une question dont Dominique Leglu, directrice de la rédaction de *Sciences et Avenir*, Carole Chatelain, rédactrice en chef, et moi-même avions longuement débattu avant de nous lancer. Les éléments fournis par Bernard Bégaud, la qualité de ses travaux antérieurs et sa réputation avaient finalement pesé en faveur de la publication. Néanmoins, troublé par les tirs de barrage, je pose la question à Philippe Even, doyen de l'Institut Necker de Paris, auteur d'ouvrages et de rapports sur la recherche, les médicaments, le système de santé, etc. « Oui, me répond-il, vous avez eu raison. Car les médecins peuvent difficilement être juge et partie. Comment voulez-vous qu'ils prescrivent à tour de bras des médicaments et annoncent ensuite que ce sont des poisons ? C'est impossible ! Ils ont trop peur des conséquences judiciaires. » Et de rappeler que la plupart des scandales sanitaires ont été dénoncés par des francs-tireurs appuyés par la presse grand public. Ainsi, en

2004, le *New York Times* fut l'un des premiers à tirer la sonnette d'alarme à propos du Vioxx, responsable d'environ 30 000 morts dans le monde. En France, pas un médecin n'a signalé un seul cas ! Si l'on remonte plus loin dans l'histoire, les soupçons concernant les risques de malformations congénitales liées à la prise de Thalidomide ont été dénoncés par un neurologue allemand auquel le grand quotidien *Welt am Sonntag* avait donné la parole. Le fabricant, lui, prétendait qu'il n'y avait pas de lien de cause à effet. Des doutes sérieux existaient, mais la démonstration de la responsabilité du médicament ne sera démontrée que plus tard, par des études épidémiologiques. On pourrait ajouter l'exemple du Distilbène, celui de l'Agréal et… celui du Mediator. « Trente ans avant de s'apercevoir des dégâts ! », s'exclame Philippe Even.

En 1996, le psychiatre Édouard Zarifian, aujourd'hui disparu, avait dénoncé la gabegie française en matière de tranquillisants et somnifères, pointant du doigt la responsabilité des médecins généralistes, prescripteurs à 90 % des benzodiazépines. Il écrivait qu'il n'était pas rare de trouver deux, voire trois benzodiazépines sur une même ordonnance. Résultats : des effets secondaires – amnésie, baisse de vigilance, somnolence – fréquents chez les utilisateurs et responsables, notamment, de chutes, d'accidents de voiture, de troubles de la mémoire, etc. À la sortie de son livre, Édouard Zarifian reçut une volée de bois vert de la part de ses confrères. On l'accusa d'avoir craché dans la soupe et trahi sa caste. Comme dit le poète, « celui qui dit la vérité, il doit être exécuté ».

De la même façon, Bernard Bégaud a été cloué au pilori par ses pairs. Que reste-t-il aujourd'hui du battage médiatique ? Pas grand-chose au fond. La Haute autorité de santé a annoncé une mesurette : avant de prescrire une benzodiazépine, le médecin devra informer les patients âgés des risques encourus. Ça ne mange pas de pain et, bien sûr, ça ne changera rien. D'autant qu'une bonne partie de ceux qui reçoivent ces traitements sont déjà gâteux.

Dans les années 1960, les anesthésistes s'étaient rendu compte qu'une seule dose de Valium suffisait à provoquer une amnésie. D'où son intérêt et celui d'autres benzodiazépines en cas d'intervention chirurgicale, notamment pour faire disparaître de la mémoire des souvenirs désagréables. Pourtant, si l'on en croit les médecins, des centaines de milliers de doses absorbées pendant de longues années n'auraient pas d'incidence sur la dégradation cérébrale de gens âgés. Pas sûr que Ronald Reagan aurait goûté cette blague !

12

Suicides sur ordonnance

Travail : une autre explication

François, 50 ans, est l'un de ces hommes qui sacrifient une grande partie de leur vie à leur travail. Au risque d'y perdre leur santé. En ce mois d'avril 2004, François est en arrêt maladie en raison d'un décollement de la rétine. Pour la troisième fois. Que fait-il de ses journées ? Pas grand-chose. Son traitement le contraint à l'immobilité dix-huit heures par jour. Ainsi, brutalement, il est passé d'une activité effrénée au travail à un repos quasi total. Pendant ce temps, il gamberge, broie du noir.

François vit seul. Le 21 avril, il fait ses courses un peu plus tôt que d'habitude. Dans l'après-midi, il prend sa voiture et roule en direction de son lieu de travail. À proximité, un passage à niveau où passe le TGV. François stoppe son véhicule non loin des voies, rédige rapidement un mot – « J'embrasse mes enfants » – à l'intention de sa famille et, à l'approche du train, se jette sous les rails.

François était technicien supérieur de maintenance à la centrale nucléaire de Chinon, dans un service d'une vingtaine de personnes pour lequel le docteur Dominique Huez, médecin du travail, avait lancé quelques mois plus tôt une alerte collective de risque psychosocial. Ce dispositif encore assez rare dans notre pays, qui a pour but de prévenir l'émergence de risques pour la santé, notamment en raison d'une surcharge d'activité. Selon les estimations du médecin, la moitié des agents se trouvaient en souffrance professionnelle. C'est pourquoi, peu après, il avait réitéré son alerte devant le Comité d'hygiène, de sécurité et des conditions de travail (CHSCT).

Dans son rapport, il dressera de François le portrait d'un employé sans histoire, très investi – trop sans doute – dans son travail au point de ne pas pouvoir prendre le recul nécessaire. Investissement qu'il jugeait non payé en retour par son employeur. Le médecin écrit que François « sacrifiait son temps et sa santé pour une entreprise qui reproche aux hommes comme lui de faire de la sur-qualité ou de ne pas savoir hiérarchiser les tâches ».

En mai 2005, le comité régional de reconnaissance des maladies professionnelles, s'appuyant sur le double avertissement du médecin du travail, retenait « le lien direct entre l'affection déclarée, la dépression, et l'activité professionnelle ». Bien que l'acte ne se soit pas déroulé sur le lieu du travail, le comité reconnaissait ainsi le suicide de François comme une maladie professionnelle. Pour autant, son geste n'était pas imputé aux conditions de travail du salarié. Cette décision ouvrait au conjoint le droit à une indemnisation par la Sécurité sociale pouvant être majorée en cas de reconnaissance de la « faute inexcusable » de l'employeur.

Débute alors un bras de fer entre l'entreprise et la famille de François, à coups de procédures judiciaires qui vont traîner en longueur. C'est d'abord EDF qui contre-attaque devant le tribunal des affaires de sécurité sociale de Tours. Pour l'entreprise, les difficultés personnelles – rupture courant août 2004 avec sa compagne, brouille avec son fils et, plus globalement, des rapports tendus avec ses enfants – ont poussé le technicien à ce geste fatal. Alors que le premier jugement stipulait que « les facteurs extraprofessionnels peuvent être considérés comme consécutifs à la dégradation du contexte professionnel », EDF cherche à renverser la proposition. « Le salarié n'avait pas de problème au travail. Il était très apprécié de tous et n'avait aucune difficulté avec le management », argumente Me Philippe Toison, l'avocat de l'électricien, devant le tribunal. Il fait également observer qu'il lui a été impossible de consulter le dossier psychiatrique du technicien. Des arguments auxquels le tribunal sera sensible, semble-t-il, puisqu'il déboute les deux fils de François et exonère EDF de ses défaillances en matière de risques psychosociaux. C'est sans compter sur un nouveau revirement. Fin décembre 2010, la cour d'appel d'Orléans retoque à son tour EDF et confirme le « lien direct et essentiel » entre le suicide de François et l'activité professionnelle. Au bout du compte, la famille percevra une indemnité partielle, la faute inexcusable d'EDF n'ayant pas été reconnue[1].

Dans le livre qu'il consacre à la souffrance au travail[2], le docteur Dominique Huez revient sur le drame vécu par François. Un pseudonyme en réalité puisqu'il s'agit de l'histoire de Dominique Peutevynck, qui a fait couler beaucoup d'encre dans les médias et suscité de nombreux débats dans l'opinion. Dans son livre, le médecin en révèle une autre facette, tout à fait inattendue

1. À l'heure où nous écrivons ces lignes, la décision de la cour d'appel n'a pas encore été rendue sur le point de la faute inexcusable.
2. Dominique Huez, *Souffrir au travail*, Éditions Privé, 2008.

et qui n'a jamais fait l'objet d'aucun commentaire. Dominique Huez s'interroge sur cet acte totalement imprévisible puisque François, dit-il, n'était pas suicidaire. « Le morceau de papier retrouvé dans sa voiture ressemble à un message d'amour à destination de ses proches, mais il n'explique pas son geste », dit-il. Faut-il y voir, comme certains l'ont pensé, la conséquence de ses longues journées passées quasi immobiles sur son lit ? « Absurde ! répond-il. Car il n'avait nourri aucune pensée suicidaire dans les deux cas précédents » de décollement de la rétine. Dominique Huez, balayant les différentes pistes, rappelle que peu avant son geste François avait discuté au téléphone avec un homologue d'une autre centrale. Lequel peu après mettra lui aussi fin à ses jours. Phénomène de contagion ? Il n'y croit guère non plus, préférant la possibilité d'une « levée de l'interdit ». Au terme de sa réflexion, le médecin hésite entre deux explications possibles. La première, liée au travail : « François est-il mort d'avoir trop donné à l'entreprise ? », s'interroge-t-il. Ou bien a-t-il été victime des « effets secondaires mal maîtrisés du traitement » qu'il prenait ?

Couverte par le secret médical, cette partie immergée du dossier n'est jamais remontée à la surface. Pourtant, à la fin de son arrêt de travail, trois jours avant son suicide, François avait reçu une prescription de paroxétine[1], un antidépresseur, associé à un anxiolytique. Or, observe Dominique Huez, « les antidépresseurs peuvent parfois lever l'inhibition et permettre l'envahissement de la pulsion de mort ». Dans son livre, il évoque d'autres cas de salariés qui ont eu l'envie d'en finir. Il donne l'exemple d'Alain, qui a eu « un flash

1. Nom de marque : Deroxat.

suicidaire après la prise d'antidépresseurs», de Denis qui a réussi son suicide, de Julien, de Christian… Et note l'étrange coïncidence entre la prise du traitement et leur geste. Il aurait pu, on va le voir, ajouter d'autres noms à sa liste.

Question délicate, éminemment intime, que celle du suicide. Albert Camus y voyait «la seule question philosophique vraiment sérieuse». Un acte libre pour certains d'entre nous. Choisi, délibéré. Tandis que d'autres, la plupart sans doute, y sont poussés par les circonstances. Bien qu'entouré d'un halo de mystère, ce geste funeste trouve un semblant d'explication dans des événements douloureux: rupture affective, chômage, problèmes financiers, maladie, harcèlement au travail, burn-out… Néanmoins, dans de nombreux autres cas, en chercher la cause, c'est se trouver face à un magma inextricable dans lequel, bien souvent, les problèmes personnels se mêlent à des difficultés familiales, professionnelles… Bien difficile de faire la part des choses.

Émile Durkheim, le père de la sociologie moderne, classait le travail parmi les facteurs qui protègent du suicide. Ce n'est plus tout à fait vrai. Dans certains cas, c'est même l'inverse. Le travail peut carboniser et conduire aux pires extrémités. La société française a intégré depuis peu, et avec retard par rapport à d'autres, la souffrance au travail comme facteur pouvant pousser au suicide. Pour autant, elle ne reconnaît pas encore les risques liés à la prise de psychotropes, antidépresseurs notamment, dans l'acte suicidaire, et ce malgré une consommation massive et anarchique. Dans une autre culture, américaine ou anglo-saxonne, ce n'est probablement pas EDF qui aurait été accusée d'avoir tué François mais le médicament qu'il a avalé.

Et le labo qui l'a fabriqué aurait été poursuivi. Ou bien le médecin prescripteur, en cas de faute professionnelle avérée. Ce qui fait dire à Dominique Huez que « les médecins devraient bien réfléchir avant de prescrire un antidépresseur » car, ajoute-t-il, « dans certains cas, c'est la goutte d'eau qui fait déborder le vase ».

Bien réfléchir ! Le médecin du travail tacle là sévèrement les pratiques de ses confrères généralistes qui, depuis le début des années 1990 et l'arrivée du Prozac et des autres traitements à la sérotonine, distribuent allégrement les antidépresseurs comme s'il s'agissait de Smarties. Les chiffres délirants de consommation – multipliés par sept ou huit en vingt ans – le prouvent. La petite phrase « Vous allez prendre un antidépresseur, ça va vous retaper » est devenue rituelle, presque banale, répétée comme une litanie dans le secret des cabinets médicaux. Suivie d'un geste non moins machinal, accompli en toute tranquillité par des millions de gens qui avalent le médicament.

Pourtant, absorber un antidépresseur n'a rien d'anodin. Au contraire. C'est soumettre son cerveau à un vaste chamboulement dont les conséquences sont parfois imprévisibles : positives dans certains cas, négatives dans d'autres. Jusqu'à provoquer des bourrasques sous les crânes. La sérotonine est un système neuronal géant dont les ramifications se prolongent jusqu'au plus profond de notre boîte noire. Activer ce système revient à appuyer sur un bouton qui commande tout un réseau de connexions et déclenche donc une cascade d'événements dont il est difficile de prévoir les conséquences. D'autres systèmes à leur tour, celui de la dopamine notamment, se mettent en branle. C'est, entre autres, pour ces raisons que les autorités de santé recommandent qu'« une surveillance étroite des malades, et en particulier de ceux à haut risque, devra accompagner le traitement médicamenteux, particulièrement en début de traitement » (*cf.* ordonnance n° 23 en annexes). Nul doute que l'augmentation de sérotonine produit chez certaines personnes des effets bénéfiques, mais ce n'est pas le cas chez tout le monde. L'antidépresseur vise à rétablir l'humeur dépressive de la personne en relançant les connexions entre les neurones. Mais, sans que l'on sache tout à fait pourquoi, cette action sur l'humeur n'intervient que dans les deux ou trois semaines qui suivent la prise du médicament. Pendant ce temps, la pulsion de mort qui habite le dépressif poursuit son travail souterrain et destructeur. Le sujet continue à ressasser ses idées noires. Par contre, il récupère suffisamment d'énergie pour passer à l'acte. Phénomène bien connu des médecins, appelé « levée de l'inhibition », qui justifie l'étroite surveillance demandée par les autorités. Dans les faits, hormis les cas graves pour lesquels une hospitalisation est requise afin de protéger la personne, c'est rarement le cas. Ainsi, ne pas laisser seul son patient est une règle de base. Pour François, elle n'a pas été respectée. Plusieurs raisons à cela : manque de temps notamment pour expliquer en détail les mesures à prendre à la famille, aux amis ; mais aussi et surtout confiance aveugle dans la fiabilité des médicaments, et donc sous-estimation de leurs dangers. « Les médecins sont persuadés que les médicaments qu'ils prescrivent, parce qu'ils ont obtenu une autorisation de mise sur le marché, sont sûrs, alors qu'ils peuvent parfois mettre le feu aux poudres », lâche ce pharmacologue. Pour preuve, l'histoire tragique de David.

Alors que ce garçon de 28 ans prend un antidépresseur depuis quelques jours, son état empire. Il est habité par des idées de suicide qu'il n'a jamais connues auparavant. Alerté, son père arrive de toute urgence pour le conduire à l'hôpital. David a donné son accord. En cette fin de matinée, tous les deux discutent dans la cuisine. Au moment de partir, son père va chercher sa veste dans sa chambre. Une minute à peine d'inattention. « Quand je suis revenu, c'était trop tard, il avait sauté par la fenêtre », raconte-t-il, totalement anéanti.

Un tiers environ des suicides ou des tentatives, loin d'être prémédités avec lettre d'adieu ou d'explications pour les proches, entrent dans la catégorie des actes impulsifs, spontanés. Tous ne peuvent être mis sur le compte de la levée de l'inhibition, mais peuvent s'expliquer par le fait que la sérotonine a une influence sur l'impulsivité ou l'irritabilité. Dans certains cas, en augmenter la quantité dans le cerveau, c'est prendre le risque de faire « disjoncter » la personne. D'où la nécessité, là encore, d'une surveillance étroite.

Une étincelle suffit parfois pour allumer la mèche dans un esprit chamboulé. Un entretien ou une réunion qui tournent mal peuvent jouer le rôle de déclencheurs. Ainsi, en avril 2011, une conseillère clientèle de chez Orange à Caen tente de mettre fin à ses jours en se tailladant les veines dans son agence. Elle venait d'avoir une entrevue difficile avec son manager. Cette femme de 48 ans était sous antidépresseur. Une autre fois, à Paris, c'est une jeune femme de 32 ans qui s'est défenestrée du cinquième étage de son bureau. Elle venait d'apprendre que son service allait être réorganisé. Lise Bonnefous, l'enseignante de 44 ans qui s'est immolée par le feu en octobre 2010 devant des élèves dans son lycée à Béziers, prenait elle aussi des psychotropes pour soigner une dépression nerveuse. Elle connaissait des difficultés personnelles – accentuées probablement par le décès récent d'un proche – qui lui avaient valu un aménagement de son temps de travail. Mais notons également que, peu avant son geste, elle avait eu une discussion houleuse avec des parents d'élèves. Ailleurs, c'est un homme qui se jette du haut d'une tour ou d'un pont, un autre encore qui se tire une balle dans la tête. Des situations difficiles, des gens fragiles, vulnérables ? Sans doute. On met cela sur le compte de la dépression, du travail, ou des problèmes de couple. C'est parfois vrai. Mais rarement, pour ne pas dire jamais, la question est posée : la personne prenait-elle des médicaments et, si oui, lesquels ? Depuis combien de temps ? En septembre 2009, Stéphanie, 32 ans, une jeune femme dépressive, se défenestre sur son lieu de travail dans le XVIIe arrondissement de Paris. Elle prenait de longue date un cocktail de psychotropes à base d'antidépresseurs. Le traitement était-il adapté ? A-t-elle succombé à une forme d'empoisonnement provoqué par l'accumulation de molécules dans son organisme ? Silence complet sur ce sujet. Un véritable tabou dans une société qui voue un culte à sa pharmacopée.

Ne nous y trompons pas ! Il ne s'agit pas ici de passer d'un excès à l'autre en accusant les psychotropes de tous les maux. Leur utilité, dans certains cas, est indéniable. Seules les sectes, la Scientologie par exemple, par principe opposée à toute utilisation de médicaments psychotropes – au motif que si quelqu'un souffre d'une maladie mentale, c'est que Dieu l'a voulu ! –, ou les intégristes anti-médicaments, contre toute évidence, la contestent. Néanmoins, si on prête une oreille attentive aux propos des proches ou des témoins d'un drame, on entend des mots qui résonnent étrangement : « C'était un coup de folie. Son geste n'était pas prémédité », « On ne comprend pas, il avait de multiples projets », « C'est incompréhensible ». Kristina Rady, 42 ans, l'ex-femme de Bertrand Cantat, mère de deux enfants en bas âge, s'est donné la mort début janvier 2010. Selon ses proches, cette femme remarquable, restée debout dans la tempête, était pleine de projets, vivante, enthousiaste. Son suicide a donc sidéré tout son entourage. Comment interpréter ce geste ? Décompensation psychique suite à un stress d'une violence inouïe ? Peut-être. Néanmoins, selon nos sources, elle avait arrêté d'elle-même et brutalement son traitement par antidépresseurs. Une situation à haut risque. « L'arrêt brutal doit être évité », recommandent les autorités de santé. Le cerveau peut très mal réagir à cette privation soudaine de drogue, voir rouge et pousser au pire.

Au catalogue des dangers, il faut ajouter les étranges pensées qui assaillent certains utilisateurs. Et ce, dès les premières prises. « Je me suis senti comme dans les nuages, déconnecté, totalement déconcentré et encore plus fatigué, raconte cet homme. J'ai eu d'autres sortes d'effets secondaires de plus en plus forts au fil des jours : vision trouble et vague, anxiété et angoisse, cœur qui bat très fort, sensation de malaise général, envie de rien. J'ai tenu quatre jours comme ça et ensuite, j'ai décidé d'arrêter le traitement car c'était devenu insupportable. » Un autre se sent « défoncé, mes yeux ne sont plus comme d'habitude [...]. On dirait que j'ai pris des champignons hallucinogènes mais sans les hallucinations. J'ai des vertiges, ma tête tourne un peu. J'ai peur de sortir, de voir d'autres gens, qu'ils remarquent que mon état n'est pas normal ». Un troisième parle de sensation de « dépersonnalisation ». Un terme qu'utilisera lui aussi Philippe Van Tran, juge d'instruction au tribunal de Pontoise, pour expliquer le geste fou qu'il a accompli le 5 août 2010.

Depuis quelque temps, le magistrat est fatigué, surmené même, il dort mal. Son travail le dévore littéralement, il croule sous les piles de dossiers. Homme intègre, il s'échine à la tâche. Pour autant, il n'a aucune envie de suicide. En juin, il a consulté son médecin traitant qui lui a prescrit un antidépresseur, le Seroplex, associé à un anxiolytique. Philippe se sent mieux. Pourtant, ce 5 août, il se lève avec l'idée complètement folle de se suicider sur son lieu de travail. Il ne sait pas vraiment pourquoi, dira-t-il. A priori, il n'y a pas d'éléments déclencheurs. Sa femme est partie en vacances avec les enfants. Mais c'était prévu.

Ce jour-là, Philippe Van Tran se rend au palais de justice et tente de s'emparer de l'arme d'un policier avec l'objectif de la retourner contre lui-même. Heureusement, l'opération échoue. Peu après, le magistrat est hospitalisé dans une clinique psychiatrique. « Ne cherchez pas ! C'est l'effet de l'antidépresseur, lui déclare le psychiatre en guise d'explication de son geste, et il ajoute : « Ça arrive rarement, mais ça arrive. » « J'ai compris alors pourquoi j'avais perdu les pédales », dira le magistrat. Ce qui hélas ne l'empêchera pas, le 16 septembre 2010, d'en finir. La veille, sa hiérarchie lui avait fait part d'un rapport d'enquête qui mettait en cause ses compétences et la gestion de son cabinet. Il ne l'a sans doute pas supporté.

Autre effet attribuable à l'augmentation de sérotonine dans le cerveau : les phénomènes d'agitation parfois extrêmement sévère appelés akathisie par les spécialistes. Peu avant que David ne se soit défenestré, son père l'avait trouvé dans un état « d'extrême agitation, apeuré, comme halluciné ». Vraisemblablement un effet de l'action de l'antidépresseur, non seulement sur la sérotonine mais aussi, de façon indirecte, sur d'autres systèmes comme celui de la dopamine. Réactions qui apparaissent dans les vingt-quatre heures qui suivent la prise du médicament, le pic se situant au bout d'une semaine. Dans ses formes les plus sévères, l'akathisie conduit à une véritable torture intérieure qui ne trouve de répit que dans un geste fatal contre soi-même ou les autres. On l'a vu au premier chapitre avec l'affaire Bécaud.

Bien qu'écrit noir sur blanc sur la fiche Vidal de tous les antidépresseurs, l'akathisie reste largement sous-estimée par les médecins qui la confondent avec une excitation ou un énervement. Pour l'éviter, ils prescrivent conjointement des calmants – anxiolytiques –, ce qui fait débat dans la communauté médicale. Ainsi, les recommandations officielles conseillent de ne pas associer systématiquement l'un et l'autre. Pourtant, dans la majorité des cas – 80 % des ordonnances –, antidépresseurs et anxiolytiques sont associés. Le professeur Patrick Martin va plus loin, considérant comme une ineptie cette formule puisque l'action de l'un, dit-il, « antagonise » celle de l'autre. Personne ne semble d'accord sur ce sujet aux enjeux pourtant essentiels, les anxiolytiques pouvant favoriser le passage à l'acte.

Au catalogue des dommages collatéraux, notons également la manie, terme médical qui n'a rien à voir avec le sens que nous donnons communément à ce mot. La personne devient euphorique, surexcitée, elle déborde soudain d'idées et de paroles, parfois jusqu'à l'incohérence. Sautes d'humeur, nervosité, agitation s'ajoutent souvent au tableau. La manie peut conduire à la psychose et au suicide. Une étude menée en 2001 dans un hôpital psychiatrique américain montrait que près de

10 % des patients – 43 sur 533 – admis présentaient des symptômes de manie/psychose liés à la prise d'antidépresseurs. En majorité ceux agissant sur la sérotonine.

« Face à un acte suicidaire, il est parfois bien difficile de savoir quelle est la part de la dépression ou du médicament », observe ce professeur de psychiatrie. Un constat qui devrait inciter à la plus grande prudence en matière de prescriptions chez les dépressifs. Et surtout à une surveillance de tous les instants. Pourtant, il existe un risque encore plus grand : celui encouru par les millions de gens qui reçoivent des prescriptions d'antidépresseurs sans en avoir réellement besoin. Explorons la face cachée de cet iceberg.

Mal-être ou dépression ?

« La moitié des personnes consommant des antidépresseurs [...] ne présente pas de troubles psychiatriques relevant d'une indication reconnue. » Le Sénat formule ce diagnostic en 2006[1] lors d'un débat sur les psychotropes. Il est sans appel et confirme des enquêtes précédentes. En clair, il signifie que plusieurs millions de personnes avalent des cocktails de molécules, potentiellement explosives, alors qu'elles ne souffrent d'aucune pathologie identifiée. Un constat qui tord le cou à un argument souvent avancé : « S'il prenait des antidépresseurs, c'est bien parce qu'il était dépressif. »

Dans la foulée du Sénat, le professeur Hélène Verdoux, chef de service du département de psychiatrie adulte à l'université de Bordeaux, explique dans *Le Monde*[2] que « le mot dépression est utilisé à tort et

1. « Le Bon Usage des psychotropes », rapport OPEPS, 2006.
2. 16 octobre 2007.

à travers. Il existe en France une surprescription d'antidépresseurs pour des personnes qui n'ont pas de pathologie dépressive, au sens médical du terme. Ils ont une plainte de mal-être face à laquelle la réponse médicamenteuse n'est pas forcément adéquate». Elle ajoute: «Chez quelqu'un qui n'en a pas besoin, l'antidépresseur peut favoriser la survenue d'une vulnérabilité et entraîner des complications.»

En septembre 2008, Boris Cyrulnik et un collectif de psychiatres dénonçaient dans *Psychologies Magazine* ces prescriptions abusives et anarchiques. Serge Hefez, l'un des signataires, regrettait que les gens entendent par «dépression» un cortège de plaintes – vague à l'âme, amour déçu, chômage, tristesse, fatigue, coup de blues, problèmes familiaux, deuil, etc. – qui, en réalité, n'ont rien à voir avec la dépression, mais font néanmoins l'objet de prescriptions massives de la part des médecins généralistes. Le collectif soulevait par là même la question de la fiabilité du diagnostic.

«Ça ne va pas trop bien en ce moment docteur.» Stress au travail, problèmes familiaux, insomnie, fatigue, anxiété... la souffrance psychique et sociale est devenue le pain quotidien du médecin généraliste. Difficile de distinguer ce qui relève réellement d'une dépression, d'un mal-être ou d'une autre pathologie. Pourtant, la grande masse des plaignants reçoivent, sans distinction et bien souvent à leur demande, un traitement antidépresseur avec tous les risques que cela comporte.

Les meilleurs spécialistes le reconnaissent: poser un diagnostic de dépression n'est pas si aisé qu'il y paraît. Il ne suffit pas d'être un peu triste, de dormir mal ou d'être fatigué pour être étiqueté «dépressif». Plusieurs entretiens sont parfois nécessaires. Or, la très grande majorité des diagnostics de dépression – près de

80 % – sont le fait des médecins généralistes qui n'ont ni la formation, ni le temps pour cela.

Soyons réaliste : une consultation de médecine générale dure en moyenne 13 minutes. C'est que, soumis comme tout un chacun aux dures lois des réalités économiques, un médecin généraliste doit réaliser 4 consultations par heure s'il veut rentabiliser son activité. Une fois enlevée la partie administrative, il reste 7 à 8 minutes. Impossible de faire un constat sérieux en si peu de temps. Ceci explique en partie les prescriptions en rafale de psychotropes alors que, dans beaucoup de cas, une écoute attentive (à laquelle les médecins ne sont pas formés) – mais chronophage et non rentable, car non payée à leur juste valeur – pourrait suffire. La dernière étude de santé mentale menée en 2010[1] en France le montre bien : ce dont souffrent beaucoup de gens, ce n'est pas tant de dépression que de détresse psychologique. Risques sociaux et environnementaux, solitude, chômage pèsent lourdement sur les esprits. Mais, différence de taille, alors que la dépression vraie relève d'un traitement par un médicament adapté, la détresse psychologique relève davantage de thérapies par la parole. Or, les premiers sont remboursés, pas les autres !

Pour le médecin généraliste, souvent débordé et peu formé à ces nuances, le diagnostic n'est guère aisé. Une enquête, menée par le professeur Guelfi, révélait qu'un même patient avec les mêmes symptômes ressortait avec un diagnostic différent selon qu'il consulte un psychiatre ou un médecin généraliste. D'où sans doute les observations faites par le Sénat, qui constatait

1. « La Santé mentale, l'affaire de tous », Rapport du groupe de travail présidé par Viviane Koveiss-Masféty – La Documentation française, 2010.

également qu'à l'inverse, « moins d'une personne sur trois souffrant de dépression en France bénéficie d'un traitement approprié ».

Tout cela serait sans gravité s'il s'agissait d'avaler des bonbons. Or, c'est loin d'être le cas. Une erreur de diagnostic peut avoir des conséquences désastreuses, puisqu'elle entraîne la prise d'un médicament sans nécessité et conduit à augmenter artificiellement les concentrations de sérotonine dans le cerveau. Au risque de provoquer un cataclysme. En 2001, lors du procès Don Shell aux États-Unis[1], l'accusation a pu démontrer que le fabricant de la paroxétine avait dissimulé des études qui révélaient que son produit provoquait des états d'agitation sévère chez des volontaires sains. Et ce, parfois dès les premières prises. Les traitements avaient été arrêtés immédiatement. Des volontaires sains sont des gens non dépressifs sur lesquels on teste l'effet des molécules. Or, on l'a vu, la moitié des Français à qui l'on prescrit des antidépresseurs ne sont pas dépressifs au sens médical du terme. On peut assimiler ces millions de gens à des volontaires sains et donc imaginer sans peine l'étendue des risques qu'ils encourent. Au menu : somnolence ou insomnie, agitation, cauchemars, confusion mentale, hallucinations, anxiété, dépersonnalisation, convulsions, comportements suicidaires… Le jeu en vaut-il vraiment la chandelle ?

En réalité, augmenter la quantité de sérotonine dans le cerveau revient dans bien des cas à jouer les apprentis sorciers. Les prescriptions massives d'antidépresseurs IRS reposent en grande partie sur l'idée que la baisse de sérotonine est *la* cause des états dépressifs. Pourtant, les psychiatres oublient de préciser une chose

1. *Cf.* chapitre « Un homme bien », p. 13.

très importante, susceptible de mettre à mal leur raisonnement : c'est une hypothèse et non une certitude. Au fond, personne n'en sait rien. La plupart des chercheurs dans ce domaine reconnaissent que l'on ne sait pas grand-chose des mécanismes biologiques qui sous-tendent la dépression.

La théorie selon laquelle la sérotonine serait responsable de la dépression est apparue dans les années 1960. Des chercheurs se sont longuement penchés sur la question. En 1976, deux Suédois, Marie Asberg et Lil Traskman, remarquaient qu'un métabolite de la sérotonine se trouvait en quantité plus faible que la normale dans le liquide céphalorachidien des patients déprimés suicidaires. Eurêka ! crièrent-ils. Pourtant, en approfondissant le sujet, on retrouva des résultats identiques chez des dépressifs ayant été ou pouvant devenir suicidaires, puis chez des suicidaires, dépressifs ou non, mais également chez des impulsifs, déprimés ou suicidaires.

« De nombreuses situations dans la vie peuvent provoquer un taux de sérotonine faible », explique Elliot Valenstein, professeur émérite de psychologie et neurosciences à l'université du Michigan, auteur de *Blaming the Brain*, un ouvrage qui remet les pendules à l'heure concernant nos croyances sur la biochimie et les mécanismes du cerveau. Elliot Valenstein observe que « les ventes faramineuses d'antidépresseurs IRS reflètent en partie la théorie selon laquelle la sérotonine joue un rôle majeur dans l'origine de la dépression ». Malicieux, il poursuit : « Mais elles peuvent aussi être attribuées au nombre grandissant de gens qui pensent qu'élever le taux de sérotonine peut entraîner toutes sortes d'effets positifs sur le psychisme et le comportement. » Jusqu'à croire que cette « hormone » peut apporter le bonheur !

En réalité, le cerveau s'apparente à une galaxie, avec d'immenses zones d'ombre et des trous noirs. Personne ne sait vraiment comment il fonctionne et personne ne sait vraiment non plus comment fonctionnent les drogues à la sérotonine. Eric Nestler, chercheur à l'université de Dallas au Texas, estime qu'« on n'en sait pas plus aujourd'hui sur les causes et les mécanismes biologiques des grands troubles mentaux, dont la dépression n'est qu'un exemple. Nous pensions qu'elle était due à un manque de sérotonine. Nous savons maintenant que c'était naïf ». Manipuler artificiellement ce système impliqué dans de nombreuses fonctions – anxiété, dépression, sommeil, agressivité, comportements alimentaires, sexuels, etc. – risque de provoquer des réactions chimiques en cascade, difficiles à appréhender et encore plus à contrôler. Distribuer allégrement des antidépresseurs, sans diagnostic fiable, revient donc à jouer avec le feu.

D'autant qu'aucun examen objectif de pratique courante – scanner ou autre – ne permet à un médecin généraliste de connaître le niveau du taux de sérotonine contenu dans le cerveau du patient qui se trouve en face de lui dans son cabinet. En prescrivant un antidépresseur, il agit donc d'une certaine manière en aveugle. Si la dépression est liée à une baisse de sérotonine, la drogue a alors des chances de donner des résultats. Mais c'est pile ou face. Car, si ce n'est pas le cas, le médicament peut ne pas marcher ou… provoquer des dégâts.

« Je me fiche bien de ces histoires de sérotonine auxquelles, d'ailleurs, je ne comprends rien », fulmine le docteur G., médecin généraliste. Il ajoute : « Ce qui compte, c'est que le médicament que je prescris marche. » Soit ! Mais qu'est-ce qu'un médicament qui

« marche » ? Pour ce médecin, « c'est un remède qui guérit et donne satisfaction à mon client ».

Dans certaines maladies, il est facile de démontrer objectivement que le médicament a provoqué la guérison. Dans d'autres, tout ce qui relève de la sphère psychique, c'est beaucoup plus difficile, différents facteurs comme l'effet placebo pouvant jouer un rôle considérable. Quant à « la satisfaction du malade », c'est en réalité un critère commercial et non scientifique. Un grand nombre de médicaments ont été retirés du marché, ces dernières années. Pourtant, la plupart d'entre eux donnaient satisfaction aux malades. Mais on a estimé, souvent avec retard, qu'ils n'avaient pas apporté la preuve de leur efficacité. C'est le cas, par exemple, des vasodilatateurs cérébraux supposés oxygéner le cerveau et prescrits par camions entiers pendant des décennies par les médecins à leurs patients, qui en redemandaient alors même qu'ils n'avaient aucune efficacité. On pourrait citer d'innombrables autres exemples. Une bonne moitié des molécules contenues dans la pharmacopée française ne sert strictement à rien, sinon peut-être à rendre davantage malades… les malades. Pour preuve, le grand ménage auquel s'est livrée l'Agence du médicament après l'affaire du Mediator.

Face aux plaintes dites psychologiques, la puissance du placebo est telle que l'on ne peut se fonder sur des opinions subjectives, individuelles, pour juger de l'effet d'un psychotrope. C'est pourquoi, avant la mise sur le marché, les industriels testent leurs médicaments sur des groupes de malades et avec des méthodologies rigoureuses, double aveugle notamment[1], pour vérifier l'efficacité et l'innocuité de leurs traitements.

1. Le médecin et le patient ignorent ce que contient le comprimé, un produit actif ou un placebo, tous deux ayant la même apparence.

Ce sont les résultats de ces études qui prévalent aux yeux des grands spécialistes qui font l'opinion et influencent leurs pairs, les médecins généralistes. Des résultats objectifs, vérifiables, publiés en toute transparence. Tout va-t-il donc pour le mieux dans le meilleur des mondes ? Hélas, ne nous réjouissons pas trop vite. Arrivé à ce stade, on se heurte à un mur. De taille ! Les industriels ne publient pas l'intégralité des résultats obtenus avec les tests. Seulement ceux qui sont favorables à leurs molécules.

C'est là que le bât blesse. Car, si l'on examine les seules données publiées par les fabricants, on aboutit à des conclusions légèrement favorables aux traitements antidépresseurs. En revanche, si l'on met bout à bout l'ensemble des résultats – y compris ceux des études qui n'ont pas été publiées, mais auxquelles ont eu accès certains chercheurs ou journalistes opiniâtres –, leur efficacité paraît à peine supérieure à celle d'un placebo, lequel atteint des scores élevés : 40 à 50 % de bons résultats.

Les fabricants d'antidépresseurs ont toujours clamé que leurs produits soulageaient 70 % des patients traités. Mais ces chiffres paraissent très exagérés au regard de la réalité. D'une part, il faut tenir compte du fait que les tests sont réalisés sur des échantillons de malades sélectionnés sur mesure – des conditions très éloignées de la vraie vie ; d'autre part, l'obstacle à franchir n'est pas très élevé puisqu'on demande aux antidépresseurs de démontrer qu'ils sont supérieurs à un placebo, c'est-à-dire à une gélule contenant de l'amidon. Néanmoins, dans de nombreuses études, les cartes sont truquées de façon à favoriser le traitement. Par exemple, les fabricants éliminent d'emblée les malades qui réagissent au placebo. S'ajoutent à cela des biais méthodologiques, statistiques, etc., qui permettent d'obtenir l'autorisation de mise sur le marché. Le rouleau compresseur marketing et commercial fait le reste.

On aboutit donc à cet étrange constat : dans les dépressions d'intensité dite légère, les agences de santé confirment d'un commun accord qu'il n'y a pas lieu de prescrire des antidépresseurs. Le psychiatre Serge Hefez observe que « c'est pourtant là qu'ils sont utilisés en majorité par les médecins généralistes, alors même que toutes les études démontrent que les antidépresseurs IRS n'ont aucune efficacité sur les symptômes dépressifs légers ». Dans les dépressions d'intensité modérée, le niveau d'efficacité est jugé assez faible mais parfois utile. Reste les dépressions graves avec tendance suicidaire avérée. Aucun doute, tous les experts le confirment : les antidépresseurs sont indispensables dans ce cas de figure. Ils peuvent sauver des vies. Mais bon nombre de ces mêmes experts s'accordent à dire que les traitements les plus efficaces sont encore les vieux antidépresseurs découverts dans les années 1950.

Du coup, une question pour le moins dérangeante vient à l'esprit : à quoi servent réellement les antidépresseurs de la famille du Prozac payés à prix d'or par les sociétés occidentales ? Est-ce une prescription symbolique ? Dans notre culture, inscrire le nom d'un ou de plusieurs médicaments sur une ordonnance relève d'un rituel magique. Une façon comme une autre pour le médecin de confirmer son savoir et sa puissance sacrée, tout en apportant à son client la preuve que sa plainte a bien été prise en compte. « Si on ne prescrit rien, ça peut être très mal perçu », remarque un médecin généraliste.

Voyons les choses en face. Dans un tel contexte, quels sont les choix qui s'offrent aux prescripteurs ? L'une des solutions serait de prescrire un vrai placebo. Option qui pose des questions éthiques. Celle-ci notamment : est-il acceptable de mentir sciemment à son patient ? Il a en effet été démontré que l'efficacité du traitement diminue si la personne est au courant qu'elle avale un faux médicament. D'autre part, le résultat médical étant aléatoire, le professionnel de santé n'est pas tenu à la guérison. Il n'a donc pas, à proprement parler, d'obligation de résultat. En revanche, il a une obligation de moyens qu'il doit utiliser au mieux en fonction des données de la science pour tenter de soulager et, si possible, guérir. Or, nul n'est à l'abri d'un client retors, susceptible de se considérer victime d'une faute dans la mise en œuvre du traitement, et donc d'engager des poursuites. Hantise des médecins. On les comprend. Un procès vous désigne à la vindicte publique et au lynchage médiatique, ruine votre réputation. La clientèle vous fuit. Seule solution : mettre la clé sous la porte.

C'est pourquoi certains préfèrent un vrai-faux placebo sous forme d'homéopathie ou d'autres remèdes dits « naturels »[1]. La naturopathie, très en vogue en Allemagne par exemple, se révèle très efficace pour traiter les affections bénignes. Mais elle suppose une culture identique et une adhésion du client au choix du traitement. Culture qui reste marginale en France en comparaison de l'allopathie.

Non, les Français veulent du « lourd », le dernier traitement à la mode, qui coûte cher – la preuve de son efficacité – et, surtout, condition indispensable, qu'il soit remboursé par la sainte Sécurité sociale. Si l'on

---

1. Sur l'homéopathie, lire *Les Médecines douces, des illusions qui guérissent*; du docteur Jean-Jacques Aulas, psychiatre, Odile Jacob, 1993, et *De granules en aiguilles – De l'homéopathie à l'acupuncture*, Book-E-Book.com, 2011.

empile tous ces critères, le choix du praticien se limite quasiment aux seuls antidépresseurs. Bon nombre le confessent en privé : la plupart du temps, même s'ils le voudraient, ils ne peuvent pas faire autrement. Et nous ne sommes pas à la veille d'une révolution culturelle dans ce domaine.

Au fond, hormis le coût pour la collectivité, ce ne serait pas si grave si les médecins, dans leur majorité, n'ignoraient pas les dangers des panacées qu'ils distribuent à la louche. Principalement parce que les industriels leur ont présenté leurs drogues comme des remèdes miracles, dissimulant sous le tapis certains effets secondaires gênants pour leur chiffre d'affaires. Rien de nouveau sous le soleil. Le même scénario se répète invariablement depuis le milieu du XIXe siècle, date des progrès de la chimie de synthèse. Tous les psychotropes destinés au grand public ont été lancés comme sûrs et efficaces. Ce fut le cas de l'opium, de la morphine, de la cocaïne des laboratoires Merck et Parke-Davis, de l'héroïne dont Bayer oublia de préciser qu'elle rendait dépendante, puis du chloral, un puissant hypnotique, des bromures, des barbituriques, amphétamines, méprobamates, benzodiazépines, etc. Pourquoi le Prozac et les autres n'auraient-ils pas suivi cette voie royale ?

Vendre du rêve ! Ajoutez à cela un matraquage publicitaire en règle et la croyance quasi mystique dans la toute-puissance du médicament, et vous obtenez le succès que l'on sait. Tout au long des années 1990 et 2000, au fur et à mesure que le Prozac et ses petits frères arrivaient les uns derrière les autres sur le marché, le corps médical a eu droit à une propagande massive vantant leur efficacité et leur sécurité d'emploi. Des campagnes relayées par de nombreux mandarins de la psychiatrie qui, en échange, recevaient des subventions pour leurs recherches, voyageaient au frais de la princesse dans des palaces, recevaient des subsides en tous genres ou des actions en Bourse. Du coup, les généralistes se sont mis à les prescrire comme des petits pains.

Pourtant, au-delà du bourrage de crâne, la supposée sécurité d'utilisation des antidépresseurs IRS repose en réalité sur un malentendu. Pour en comprendre toute la portée, il faut remonter aux années 1950 et à la découverte décisive des premiers antidépresseurs. Une révolution thérapeutique dans le désert de la pharmacopée de l'époque. Jusqu'alors, les médecins étaient totalement démunis face aux troubles mentaux. Tels Diogène avec sa lampe, les chercheurs explorant le fonctionnement du cerveau aboutirent à cette conclusion : nos émotions, pensées, raisonnements, sensations, mouvements seraient en grande partie la conséquence des échanges entre les 100 milliards de neurones que compte notre boîte noire. Constat qui fonde la théorie biochimique moderne de la dépression à laquelle adhèrent encore aujourd'hui nos psychiatres. Si les connexions ne se font pas, la machine cérébrale s'enraye jusqu'à provoquer, dans les cas les plus graves, un ralentissement, voire une paralysie de la pensée, de l'action, des émotions, ainsi que tristesse, perte du plaisir, pessimisme… au point parfois, la vie quotidienne devenant un calvaire, de vouloir en finir. Autant de signes cardinaux associés à la dépression, ce « diable intérieur » décrit par Andrew Solomon[1] dans un livre témoignage particulièrement poignant.

---

1. Andrew Solomon, *Le Diable intérieur : Anatomie de la dépression*, Albin Michel, 2002.

Face à ce tableau pessimiste, on attend des antidépresseurs qu'ils rétablissent les connexions neuronales. Dès lors, la « machinerie » humaine – pensées, émotions, actions – se remet en marche, la clarté regagne du terrain sur les ténèbres qui envahissaient l'esprit. Les nuages de la dépression se dissipent. Théoriquement. Car la réalité n'est pas toujours aussi rose.

Néanmoins, sur cette base, les chercheurs découvrent des molécules efficaces chez des grands dépressifs, mélancoliques, suicidaires, qui semblent atteints d'un mal de vivre incurable autant qu'inexplicable. Ces premiers antidépresseurs agissent sur plusieurs neurotransmetteurs, principalement la noradrénaline, dont on pense à l'époque qu'elle est *la* cause principale de la dépression. Revers de la médaille, ils restent réservés aux spécialistes et aux cas graves en raison de leurs effets secondaires, parmi lesquels : bouche sèche, effets cardiovasculaires, prise de poids, tremblements, tics, confusion mentale. Bon nombre de patients mettent également fin à leurs jours par overdose.

Arrive alors une deuxième vague d'antidépresseurs, les IMAO[1], sur lesquels on fonde beaucoup d'espoir. Il sera de courte durée. Là encore, le maniement se révèle délicat. Certains malades vont nettement mieux par la prise des traitements, quand d'autres sont poussés au suicide. Des anonymes, mais aussi des victimes célèbres – Romain Gary, Primo Levi, Patrick Dewaere – figurent sur la liste.

C'est alors qu'au début des années 1990 surgit la troisième vague, celle des IRS, représentée d'abord par l'illustre Prozac suivi des Zoloft, Deroxat, Seropram, etc. Elle va tout emporter sur son passage. Efficaces

1. Pour « inhibiteurs de monoamine oxydase ».

et sûrs, clament les fabricants. On reviendra sur l'efficacité. C'est là qu'intervient le malentendu. Certes, les nouvelles molécules sont beaucoup plus faciles à manier que les anciens antidépresseurs, mais, pour autant, elles ne sont pas dépourvues d'effets secondaires. Tant s'en faut.

Dès la fin des années 1980, après avoir examiné les études menées avec le Prozac par son fabricant, l'Agence américaine du médicament (FDA) soulignait déjà que, hormis les sensations de bouche sèche, la toxicité cardiovasculaire et le risque d'overdose, le futur médicament miracle présentait le même taux d'effets secondaires que les vieux traitements. La FDA écrit ainsi que, lors des essais : « 21 % des patients sous Prozac ont présenté un état de nervosité, 15 % de l'anxiété, 17 % une insomnie et 25 % des nausées. » À ce tableau s'ajoutent les 16 cas de suicide et tentatives enregistrés lors des premières études, alors même que l'on avait retiré des tests les personnes suicidaires.

Peu après sa mise sur le marché, le Prozac connaît un succès fulgurant, vite assombri par des alertes répétées. Ainsi, début 1991, deux éminents professeurs de Harvard tirent la sonnette d'alarme. Ils signalent des cas de patients devenus agressifs, violents, suicidaires, peu après avoir avalé la pilule du bonheur. Autant de phénomènes qui disparaissent à l'arrêt du traitement.

D'un bout à l'autre du pays, les témoignages s'accumulent, au point que la FDA, craignant un scandale national, organise un audit de familles qui se disent victimes du Prozac. Une cinquantaine de personnes viennent raconter leur drame ou celui de leurs proches qui se sont mutilés, suicidés devant eux ou leurs enfants, ou encore ont tué quelqu'un. Certains de ces témoignages mettent à mal l'explication avancée le plus souvent par le corps médical face à un suicide sous antidépresseur : c'est la faute à la dépression. En effet, plusieurs d'entre eux avaient reçu le traitement non pour cause de dépression, mais pour de multiples autres raisons : cure d'amaigrissement, troubles obsessionnels compulsifs (TOC)... N'étant pas dépressifs, pourquoi auraient-ils cherché à se supprimer ?

Autant d'indices qui auraient dû alerter la FDA. Pourtant, contre toute attente, l'Agence américaine estimera qu'il n'y a pas de lien entre les actes suicidaires et l'antidépresseur. Un peu plus tard, on découvrira que la majorité des jurés entretenaient des liens étroits – financiers notamment – avec la firme qui fabrique le Prozac. Une histoire qui n'est pas sans rappeler celle du Mediator. On y trouve peu ou prou les mêmes ingrédients : des alertes négligées par les autorités de santé, des experts à la solde du fabricant, un corps médical qui prescrit massivement sans détecter les problèmes, ni remonter les informations. Commentant l'affaire du Mediator, Bruno Toussaint, le rédacteur en chef de la revue *Prescrire*, observera que « les firmes suivent toutes les mêmes mécanismes qui consistent à masquer les effets indésirables et les échecs des médicaments ».

Il faudra donc attendre le milieu des années 2000, soit quinze ans après le lancement du Prozac, pour que les agences de santé réalisent que ce dossier sent le soufre. Dès lors, elles se mettent en devoir de surveiller comme le lait sur le feu cette classe de médicaments tout en en soulignant les dangers. Après avoir passé au peigne fin un certain nombre de données concernant les antidépresseurs, la FDA signalera « une augmentation des pensées suicidaires dans les premiers jours de la prise du médicament ». Mais aussi « la possibilité d'un accroissement du risque suicidaire chez les adultes traités par les médicaments antidépresseurs». La FDA ira jusqu'à éditer un guide de bonne pratique qui doit être remis par les pharmaciens à tous les patients recevant une délivrance d'antidépresseurs.

Les risques, Emmanuelle en parle en connaissance de cause. Elle a une vingtaine d'années lorsqu'elle consulte son médecin pour des attaques de panique. «J'avais des palpitations, la peur de mourir.» Mais aussi «un manque de confiance en moi. Je ne me sentais pas assez forte pour affronter les difficultés de la vie». Emmanuelle est mal dans sa peau mais pas le moins du monde suicidaire, ni dépressive. Elle va pourtant frôler le pire à la suite de la prescription de Prozac. Quelques jours plus tard, elle se sent mal, l'impression d'avoir «une tonne sur la tête». Son entourage lui conseille de continuer le traitement. Mais, deux jours plus tard, les choses prennent une tournure dramatique. Crises de vertige, peur de se jeter par la fenêtre, ou encore – elle habite à proximité d'une voie de chemin de fer – du haut d'un pont. «C'était physique comme attraction, comme si mon centre de gravité était attiré vers le bas.» Très vite, Emmanuelle n'arrive plus à sortir de la maison, ne mange quasiment plus, a peur d'entrer dans la baignoire pour prendre un bain. Au bout d'une dizaine de jours, n'en pouvant plus, elle retourne consulter son médecin. «Il faut arrêter», dit-il. Il lui prescrit alors un autre antidépresseur qu'elle prendra pendant un an. Sans résultat. Depuis, elle a tout arrêté. «J'ai toujours des crises d'angoisse, mais elles se sont estompées. J'ai appris à vivre avec, je fais du sport. Ça aide, même si ça ne résout pas tous les problèmes.»

Contre l'évidence, le corps médical nie que ses prescriptions erratiques d'antidépresseurs puissent conduire certains au suicide. « C'est la faute à la dépression », clament les médecins, unanimes. On comprend pourquoi : la peur du procès.

En réalité, à beaucoup d'égards, l'épopée des antidépresseurs IRS ressemble à celle des amphétamines entre les années 1940 et 1970. Pascal Nouvel, dans son excellent ouvrage sur le sujet[1], note que dès 1936, Abraham Myerson, un éminent professeur de psychiatrie de Boston, recommandait l'usage d'amphétamines dans la dépression. « Sous amphétamines, les patients dépressifs deviennent plus joyeux, écrivait-il, ils se sentent mieux, plus alertes, moins vifs, moins accablés. » Apologie qui fut suivie d'un formidable enthousiasme du corps médical pour cette drogue qui redonnait forme, tonicité, stimulait l'activité cérébrale, rendait euphorique et optimiste, entreprenant… et guérissait à peu près tout. D'où des prescriptions astronomiques délivrées pour toutes les catégories de la population – femmes, enfants, jeunes, vieux – et pour tous les maux de l'existence ou presque, de la dépression en passant par l'urticaire, la maladie de Parkinson, le mal de mer et les dysfonctions sexuelles… En 1946, on répertoriait trente-neuf indications différentes identifiées. De la même façon, les antidépresseurs d'aujourd'hui traitent à peu près tout : dépression, troubles obsessionnels compulsifs, anorexie, boulimie, syndromes prémenstruels dysphoriques, troubles de l'attention et hyperactivité, personnalités *borderline*, problèmes d'addiction à l'alcool et aux drogues, phobie sociale, arthrose, autisme… Les fabricants recyclent ainsi, quasiment à l'infini, leurs produits.

Début 1970, soit plus de trente ans après le début de leur éblouissante carrière, les amphétamines ont

1. Pascal Nouvel, *Histoire des amphétamines*, PUF, 2009.

connu une fin de règne misérable : interdites, classées stupéfiants, mises au ban de la société pour leurs effets secondaires – insomnie, irritabilité, tremblements, palpitations cardiaques, etc. – ainsi que pour les risques de dépendance. Ce que les médecins ont nié pendant longtemps. Parallèlement, aujourd'hui en France, l'élite médicale continue de proclamer que les antidépresseurs ne rendent pas dépendants, alors que même l'Agence américaine de santé reconnaît ce risque de dépendance et que des milliers de plaintes ont été déposées pour ce motif aux États-Unis ou en Angleterre. Le danger s'arrête à la frontière !

De la même façon, les médecins paraissent outrés de la comparaison entre amphétamines ou cocaïne et antidépresseurs, oubliant que les uns comme les autres agissent peu ou prou sur les mêmes sites dans le cerveau. Différence majeure : les premières sont des drogues illégales, les autres légales.

De leur côté, les agences de santé ne sont pas pressées d'examiner un dossier potentiellement explosif. À en croire l'Afssaps, peu d'effets secondaires sont répertoriés avec les antidépresseurs. On a entendu la même chanson avec le Mediator. Au fond, c'est normal, puisque les médecins ne remontent que 5 % des effets secondaires de l'ensemble des médicaments. Ainsi, si quelqu'un se suicide et s'il prenait des antidépresseurs, le médecin écrit « suicide » sur la fiche et à la question « cause ? » répond « dépression ». L'affaire est entendue. On n'ira pas chercher plus loin.

Pourtant, lorsque l'on donne la parole aux patients, c'est un autre air que l'on entend. En 2002, après la diffusion d'un documentaire sur le Deroxat à la télévision britannique, des auteurs ont analysé plus de deux mille courriers électroniques envoyés spontanément par des patients évoquant les effets secondaires ressentis. Ils ont recensé 13 décès par suicide, décrits comme surprenants par l'entourage, 47 tentatives de suicide et 92 cas d'agressions contre soi-même ou autrui. Des comportements violents qui semblaient survenir assez souvent, soit en début de traitement, soit lors d'un changement de dose, soit lors du sevrage[1]. Autant d'observations qui échappent à la vigilance des prescripteurs, médecins généralistes dans la majorité des cas, et donc aux autorités de santé.

« Pauvres généralistes, s'exclame Jean-Pierre Olié, psychiatre, chef de service à l'hôpital Sainte-Anne, début juillet 2010 dans *Le Journal du dimanche*[2], peu après la tuerie de Vendée. Ils ont fait des progrès considérables, sinon la mortalité par suicide n'aurait pas autant diminué. »

Argument massue qui semble frappé au coin du bon sens, car s'appuyant sur un socle objectif : celui des statistiques. À lui seul, il justifie quasiment l'utilisation à grande échelle des antidépresseurs. Examinons cela en détail. Dans *Le Journal du dimanche*, Jean-Pierre Olié explique que la mortalité par suicide a baissé d'environ 15 % depuis une dizaine d'années en France. Exact ! Mais il oublie de préciser que la mortalité générale a également baissé de 15 %. Et que les prescriptions d'antidépresseurs ont été multipliées par sept ou huit depuis une vingtaine d'années sans que l'on observe une baisse équivalente et inversement proportionnelle des taux de suicides. Enfin, la France, championne du monde de la consommation par tête d'habitant de psychotropes en général et d'antidépresseurs en particulier,

1. « Effets indésirables : la notification par les patients est utile », *Prescrire*, n° 253, septembre 2004.
2. *Le Journal du dimanche*, 4 juillet 2010.

est l'un des pays où l'on se suicide le plus au monde. Que faut-il en conclure ?

En 2009, 10 640 décès par suicide ont été enregistrés par le Centre d'épidémiologie sur les causes médicales de décès (CépiDc) de l'Inserm. Un chiffre qu'il convient de prendre avec précaution, puisqu'on estime qu'environ 20 % des suicides ne sont pas répertoriés. Malgré une baisse régulière, François Beck, auteur d'une étude sur le sujet, constatait que « la France se situe parmi les pays occidentaux à forte mortalité par suicide, après la Finlande, la Lituanie, la Lettonie, la Hongrie, et la Slovénie ».

S'il n'est pas douteux que les antidépresseurs protègent certaines personnes du suicide, on peut se demander si une prescription massive, anarchique, fondée sur des diagnostics en partie erronés, ne provoque pas l'effet inverse, poussant les gens à se jeter par la fenêtre. Toutes les enquêtes menées en France ou à l'étranger, en Suède notamment, montrent en effet que la majorité des suicidés prenaient des psychotropes au moment de leur passage à l'acte. Mais aucune voix parmi le corps médical ne s'élève pour poser la question d'une éventuelle relation de cause à effet. Seul Édouard Zarifian avait osé, en 1996, mettre ce sujet sur la table dans son rapport sur la consommation de psychotropes en France. Pour toute réponse, on l'a dit, il a reçu de son camp une volée de bois vert.

En septembre 2005, le professeur Michel Debout, président de l'Union nationale pour la prévention du suicide (UNPS), présentait les résultats d'une étude menée chez 308 personnes qui s'étaient suicidées. On les comparait à un groupe témoin qui, lui, n'avait pas fait de tentative. Les chercheurs avaient eu accès aux données de l'Assurance maladie, donc aux médicaments absorbés par les patients. Premier constat, confirmant les observations habituelles : la plupart des suicidés (70 %) étaient des hommes et avaient entre 30 et 60 ans. Le deuxième, peu rassurant : les suicidés s'étaient rendus plus fréquemment chez un médecin généraliste que ceux du groupe témoin. Troisième constat, « la consommation de psychotropes était un fait saillant chez les suicidés : 90 % des femmes et 60 % des hommes ». Enfin, dernière observation et non des moindres : dans un nombre de cas non négligeable – environ 30 % –, les doses de psychotropes avaient été multipliées par deux un mois avant le drame.

Autant de données qui interpellent et posent de nombreuses questions. Le diagnostic était-il erroné ? Les psychotropes inefficaces ? Mal prescrits ? Pourtant, étonnamment, le professeur Debout, commentant ces résultats, glisse sur tous ces sujets, expliquant que « l'étude a permis d'attirer l'attention sur la corrélation statistiquement significative entre l'augmentation récente des psychotropes et le geste suicidaire ». Rien de plus. Il voit dans l'augmentation des doses la confirmation que « les praticiens avaient repéré l'aggravation de l'état du patient ». Pourtant, la fiche Vidal de n'importe quel antidépresseur stipule qu'« une surveillance étroite des patients [...] devra accompagner le traitement médicamenteux lors de l'augmentation des doses », le risque étant les comportements suicidaires. À aucun moment, le professeur Debout ne pose la question d'un éventuel rapport de cause à effet entre la prise des psychotropes et les passages à l'acte, ni avec l'augmentation des doses. Grave sujet pourtant, qui mériterait une enquête approfondie de la part des pouvoirs publics.

Allons plus loin en braquant la loupe sur le cas de la Bretagne qui, avec 40 décès pour 100 000 chez les hommes et 14 chez les femmes, arrive en tête des taux de suicide en France, devant la Basse-Normandie, la Picardie, le Nord-Pas-de-Calais. Si l'on en croit une étude menée en 2005 par le Centre d'information sur les drogues et la dépendance (CIRDD), « en dehors de la tranche d'âge 16-24 ans, le taux de consommation des psychotropes est plus élevé que la moyenne nationale » en Bretagne. Un examen encore plus détaillé montre que l'on se suicide davantage dans les Côtes-d'Armor et le Finistère que dans les autres départements bretons. Or, selon une autre enquête menée par l'Observatoire régional de la santé (ORS), ces deux départements « présentent des taux de vente de médicaments psychotropes sensiblement plus élevés que les taux moyens nationaux, quelle que soit la catégorie (hypnotiques, tranquillisants, antidépresseurs) ». Là encore, des questions mériteraient d'être soulevées. Y a-t-il plus de dépressifs en Bretagne ? Et, dans cette hypothèse, sont-ils mal soignés ou pas repérés ? Prescrit-on des antidépresseurs à des gens qui n'en ont pas véritablement besoin, ce qui les pousse au suicide ? D'autres facteurs, l'alcool par exemple, interviennent-ils en rendant les psychotropes inopérants ou en potentialisant leur action ?

Et que conclure des données enregistrées sur le Nord-Pas-de-Calais ? Dans la tranche 45-55 ans, celle la plus affectée par le suicide, près de 27 % des hommes et 40 % des femmes consomment des psychotropes. Si l'on examine les zones les plus touchées par le suicide[1], on observe que 8 à 10 % des hommes de cette tranche d'âge et 15 à 17 % des femmes prennent des antidépresseurs. Des chiffres comparables à ceux de la

1. Aire-sur-la-Lys, Lillère, Fourmies, Bapaume, Caudry, Saint-Omer.

consommation dans les zones géographiques du Nord où l'on se suicide le moins[1] ! Un esprit simple pourrait en conclure que les antidépresseurs ne servent à rien. La réalité est bien entendu plus complexe. Mais, à tout le moins, là encore, des investigations complémentaires de la part des pouvoirs publics seraient nécessaires.

Un autre continent, plus vaste encore, mériterait d'être exploré. Celui des tentatives de suicides, que l'on estime entre 160 000 et 200 000 chaque année en France. Alors que deux tiers des suicides réussis sont principalement le fait des hommes, les tentatives se retrouvent majoritairement chez les femmes – près des deux tiers également. Ainsi, 65 % des hospitalisations pour tentative de suicide concernent en grande majorité des femmes. Or, les deux tiers des consommateurs d'antidépresseurs sont également des femmes. Simple coïncidence ? Lien de cause à effet ? Les femmes sont-elles plus dépressives que les hommes ? Une chose est sûre, les médecins prescrivent davantage de psychotropes aux femmes, elles-mêmes très demandeuses.

Tirer au clair cette affaire serait pourtant assez simple. Il suffirait de croiser les fichiers de l'Assurance maladie, comme on l'a fait avec le Mediator. Combien de gens étaient sous traitement psychotrope lors de leur suicide ou tentative, combien ne l'étaient pas ? Nul doute que l'on pourrait en tirer des enseignements précieux et une stratégie pour l'action.

Différentes enquêtes menées dans le monde ont essayé de mesurer l'impact des antidépresseurs sur le

1. Watterloos, Le Quesnoy, Roubaix, Villeneuve-d'Ascq, Armentières.

suicide ou sa protection. Mais, du fait d'une méthodologie souvent discutable ou imparfaite, leurs résultats apparaissent souvent contradictoires. Néanmoins, on sait avec certitude que l'absence de traitement antidépresseur chez une personne réellement dépressive augmente significativement le risque de suicide. Or, en France, répétons-le, un tiers d'entre eux n'est pas diagnostiqué ou traité ! Il apparaît également qu'un noyau de gens, difficilement quantifiable, peut-être parce qu'ils présentent des sensibilités particulières, réagissent très mal aux traitements et peuvent être conduits au suicide. Mais quel est l'impact réel des antidépresseurs sur une population de non-dépressifs ? Personne n'a jamais cherché à le savoir. Cette question est pourtant au cœur du problème tant la consommation astronomique d'antidépresseurs en France prend des allures d'épidémie et relève d'un problème de santé publique. Plus on attendra, plus le retour de flamme risque d'être douloureux. La tragédie du Mediator est là pour nous le rappeler.

13

Pour une écologie du cerveau

À 28 ans, Jackie est une jeune femme brillante qui occupe une fonction de cadre commercial dans une grande entreprise alimentaire. Côté vie privée, elle forme avec son mari et leurs deux enfants une famille heureuse. Mais le décès de leur petit garçon plonge le couple dans un désespoir sans fond. Jackie, écrasée par le chagrin, ne se nourrit presque plus.

Pour l'aider, son médecin lui prescrit du Valium. La jeune femme va mieux. Cependant, elle se sent amorphe, « vaseuse », a du mal à se concentrer, est distraite au volant. Le médecin la rassure : tout cela est dû à l'épreuve cruelle qu'elle vient de subir. Jackie ayant du mal à dormir, il ajoute un somnifère sur l'ordonnance. Pour autant, les choses ne s'améliorent pas, bien au contraire. La jeune femme devient irritable, agressive envers son mari dont elle ne comprend pas l'attitude renfermée. Au cours d'un cocktail chez des amis, elle perd complètement les pédales, crie, jure, insulte les convives et même les voisins. La fréquence des crises s'accroît au fil du temps. Et lorsque Jackie boit quelques verres d'alcool, la violence atteint son paroxysme. Elle attrape tous les objets à portée de main et les balance à travers la maison.

Au travail, ça ne s'arrange pas non plus. Son cerveau flotte dans une brume épaisse. Les lignes des dossiers se brouillent devant ses yeux. Il lui arrive de rester en suspension devant une assemblée, bouche ouverte, incapable de se souvenir de ce qu'elle voulait dire. Un soir, en rentrant du travail, elle est soudain prise de panique au volant de sa voiture.

Le médecin diagnostique une dépression accompagnée d'état phobique. Il prescrit un antidépresseur, change de tranquillisants, augmente les doses d'hypnotique. Quelque temps après, le couple divorce. Jackie obtient la garde de sa fille, mais devant les crises répétées de sa mère, celle-ci se réfugie chez son père. Jackie perd son travail. Elle cherche à comprendre l'origine du mal, passe des examens, fait des analyses : on ne trouve rien. Au fil des médecins qu'elle consulte, les diagnostics changent : schizophrénie, dépression maniaque, psychose, hystérie... Les ordonnances s'alourdissent.

Une nuit de crise, la jeune femme, qui a perdu le contrôle de son véhicule, est arrêtée et jetée en prison. Le lendemain, elle dit n'avoir aucun souvenir de ses agissements. Attaques de panique, phobies, paranoïa, hallucinations, dépression, ruminations suicidaires, la vie de Jackie n'est plus qu'un cauchemar sans fin.

Peu après, elle est victime d'une attaque de suffocation. Emmenée d'urgence à l'hôpital, elle se retrouve aux soins intensifs. Jackie cherche toujours une explication à sa descente aux enfers. De façon inattendue, elle viendra non pas des médecins mais de sa voisine de chambre. Tel un messager venu du ciel, celle-ci lui murmure à l'oreille : « Les tranquillisants, vous prenez des tranquillisants ! »

Illuminée par cette révélation, Jackie décide sur-le-champ de jeter à la poubelle ces cargaisons de pilules auxquelles elle s'est accrochée si longtemps comme à une bouée de sauvetage, mais qui sont pourtant à l'origine de son calvaire. Bien mal lui en prend. Le sevrage brutal provoque des hallucinations. Une paranoïa sévère l'empêche quasiment d'avoir des relations sociales. Impossible de travailler, de se concentrer. Elle tourne en rond dans sa maison, sujette à des douleurs et des angoisses épouvantables. Le simple fait de s'habiller et de sortir lui demande un effort surhumain. Ses sens sont affaiblis, comme anesthésiés. Elle ne ressent plus ses molaires. Incapable d'avaler des aliments, elle se nourrit de lait et de bananes écrasées. Submergée par des images de son fils décédé, elle ne parvient à dormir qu'une heure ou deux par nuit.

Las ! Jackie est bien obligée de l'admettre : malgré une volonté à toute épreuve, le combat est inégal. Toute seule, elle n'arrive à rien. Alors, elle se tourne vers un médecin qui entreprend de la soutenir dans un programme progressif de sevrage. Épreuve longue, difficile, douloureuse, ponctuée de rechutes. Jackie perd plus d'une dizaine de kilos. Puis, un beau jour, les choses s'éclaircissent. Elle s'ouvre à nouveau à la vie, commence à respirer en pratiquant le jogging. Ses sens se réveillent, le monde reprend des couleurs, elle retrouve une vie affective et sociale. Pendant un an, Jackie participe à un programme de rééducation cognitive qui l'aide à réparer les dégâts causés par les médicaments. Après une quinzaine d'années passées sous tranquillisants et somnifères, elle réussit le tour de force de décrasser complètement son cerveau. Définitivement !

Beaucoup s'y essaient, mais une partie seulement sont élus, pourrait-on dire à propos du sevrage. Cette femme de 48 ans en témoigne : « Lorsque, au bout de dix-huit ans, j'ai voulu arrêter le Temesta, j'ai été saisie de terribles vertiges. Je me suis cassé la figure plusieurs fois.

J'étais terrorisée. Alors, j'ai préféré reprendre le Temesta. Sinon, je serais morte, je crois. » Un homme de 70 ans : « Quand on est accro, c'est très difficile de s'en passer. Parce que sinon, on est mal. Au début du sevrage, j'avais très mal aux jambes et je me mettais à pleurer facilement. Le sevrage, ce n'est pas marrant, quoi ! J'imagine ce que doivent endurer les toxicomanes. »

Lorsqu'on est vraiment accro – c'est le cas de millions de gens en France –, difficile de réussir seul dans cette entreprise. En revanche, un accompagnement médical permet d'augmenter considérablement ses chances. Il n'existe pas de statistiques précises, mais les spécialistes estiment que 50 à 75 % de ceux qui suivent un programme arrivent à se passer de leurs béquilles chimiques.

Le docteur Jean-Paul Chabannes, psychopharmacologue au centre hospitalier de Saint-Égrève, à proximité de Grenoble, est l'un des praticiens engagés dans ce combat. « Aujourd'hui, explique-t-il, les connaissances ont progressé et la dépendance aux tranquillisants et aux somnifères est bien connue. » Pour lui, « L'objectif n'est pas le "zéro benzo" à tout prix. Ce qui importe, c'est d'inscrire la personne dans un projet thérapeutique global où tout doit être remis à plat[1] ». Dès les années 1980, le professeur Heather Ashton a ouvert en Angleterre une clinique spécialisée dans le sevrage aux benzodiazépines[2]. Elle a pris en charge des milliers de cas. Expérience riche et précieuse qui lui fait dire que l'appui psychologique d'un proche, un membre de la famille ou un ami, se révèle déterminant. De même que « l'acquisition des techniques de relaxation, d'exercices

1. Sylvie Riou-Millet, « Benzodiazépines : comment s'en passer ? », *Sciences et Avenir*, avril 2006.

2. http://www.benzo.org.uk/freman/bzcha02.htm

respiratoires profonds ou de comment réagir lorsque survient une crise de panique».

Selon les cas, le sevrage se déroule au domicile ou à l'hôpital. On commence par un état des lieux – depuis combien de temps prend-on le traitement, à quelles doses, fréquence, etc. ? – avant d'entreprendre une diminution progressive, généralement étalée sur une période de plusieurs mois. Il s'agit de nettoyer le sang et les tissus du poison accumulé parfois depuis de longues années. «Ceci afin de permettre aux fonctions naturelles du cerveau de reprendre leur fonction normale.»

Toutes les benzodiazépines ont une activité pharmacologique identique. Cependant, elles se distinguent entre elles par le temps qu'elles mettent à être éliminées par l'organisme. C'est ce que l'on appelle la demi-vie[1]. Un autre aspect du programme consiste à remplacer des molécules à demi-vie courte (Xanax, Ativan, Temesta…) et à plus fort risque de dépendance par d'autres à demi-vie plus longue, comme le Valium. Explication du docteur Ashton: «Avec les drogues à demi-vie courte, il est impossible d'obtenir une baisse progressive dans les concentrations sanguines et cellulaires. Ces drogues sont éliminées assez rapidement, avec comme résultat des fluctuations importantes de concentration entre chaque dose. Il serait nécessaire d'absorber les comprimés plusieurs fois par jour, et beaucoup de personnes traversent des expériences de "mini-sevrage" ou d'un besoin soudain entre chaque dose.» Pour que les choses se passent le plus en douceur possible, il est donc conseillé de passer des molécules à demi-vie courte à d'autres à demi-vie longue.

1. La demi-vie plasmatique d'un médicament correspond au temps nécessaire pour que sa concentration dans le plasma diminue de 50 %. Ce temps peut varier de quelques heures à plusieurs jours.

Pour autant, et quelles que soient les modalités suivies, personne ne sait vraiment au départ comment l'épreuve du sevrage va être vécue. Assez facilement pour certains qui décrochent rapidement, tandis que d'autres – on l'a vu avec Jackie – connaissent l'enfer. Au programme : insomnie, agitation, irritabilité, cauchemars, voire convulsions. « Il est prouvé scientifiquement que la réintégration des fonctions du cerveau prend beaucoup de temps, précise encore le docteur Ashton. La guérison suite à l'utilisation à long terme des benzodiazépines n'est pas comparable à un rétablissement progressif de l'organisme suite à une intervention chirurgicale majeure. La guérison du corps et de l'esprit est un processus lent. »

Le mieux est encore de ne pas mettre le doigt dans l'engrenage infernal. Or, selon les statistiques officielles, près de 20 % des Français avalent plus ou moins régulièrement ces drogues. Un chiffre justifié par les 30 % de gens qui se plaignent de problèmes de sommeil ? Non, tempère le docteur Hausser-Haw, neurologue à l'Hôpital américain de Neuilly, spécialiste des troubles du sommeil, car seuls « ceux qui souffrent d'insomnie sévère ou ponctuelle aiguë relèvent, en raison de la gravité de leur état, d'un traitement par médicaments ». Une minorité, donc. Au passage, elle dénonce la distribution systématique de somnifères par les généralistes en fin de consultation. Réflexe quasi pavlovien.

Néanmoins, précise-t-elle, « même dans ces cas graves d'insomnie, je ne prescris jamais de benzodiazépines ». Car, « non seulement ces molécules rendent dépendant, mais elles diminuent également le sommeil paradoxal, celui des rêves, indispensable à une régénération psychique ». Entre autres, on trouve dans sa panoplie thérapeutique des antidépresseurs de première génération, découverts à la fin des années 1950, prescrits à très faible dose mais qui ont pour vertu de faire baisser le taux de cortisol en fin de soirée.

« Dans les autres cas, ajoute-elle, les médecines dites douces marchent très bien. » Les vieux remèdes de grand-mère à base de tisanes – tilleul, verveine, camomille, passiflore, valériane… –, agissant sur l'équilibre nerveux et l'endormissement, ont fait leurs preuves tout au long des siècles. Ils restent d'actualité. Au besoin, des techniques telles que les thérapies cognitivo-comportementale (TCC) apportent des résultats intéressants. Elles proposent une éducation au sommeil – retarder l'heure du coucher, ne pas rester au lit éveillé, ne pas consommer d'excitants, ne pas faire de sport tard, etc. – et d'améliorer la gestion du stress. D'autres thérapies, par la parole, qui visent à identifier les causes du problème plutôt qu'à traiter les symptômes, sont également efficaces.

En réalité, la plupart des spécialistes – neurologues, psychiatres – partagent le point de vue du docteur Hausser-Haw sur l'utilisation des psychotropes, que ce soit dans les troubles du sommeil ou les états dits dépressifs. Se dessine ainsi une ligne frontière assez nette entre deux territoires : celui du pathologique qui nécessite un traitement à base de médicaments et un autre, le plus vaste, celui de la souffrance existentielle, qui n'en relève pas. Ce qui revient à dire que seul un faible pourcentage de la population devrait être exposé aux anxiolytiques, somnifères et autres antidépresseurs. Traduit dans les faits, un tel raisonnement soulagerait les comptes de la Sécurité sociale qui en ont bien besoin. Il aurait aussi l'immense mérite de désintoxiquer les cerveaux de millions de Français, traités ni plus ni moins comme une poubelle.

« On a une armoire à pharmacie dans le cerveau, rappelle le psychiatre Patrick Lemoine. Hélas, on l'ignore[1]. » Les psychotropes agissent en modifiant la chimie du cerveau, notamment en augmentant la production de certaines substances comme la sérotonine, la dopamine ou la noradrénaline. Or, le même résultat peut être obtenu le plus naturellement du monde… sans en payer les pots cassés, c'est-à-dire sans effets secondaires ou dégâts dans le cerveau. On connaît l'adage : « Mieux vaut prévenir que guérir ! » Autrement dit, agir en amont afin d'éviter que les problèmes ne se posent. Au fond, cela revient tout simplement à prendre soin de soi-même. Dans ce domaine, on va le voir, les lumières de la science viennent valider des pratiques parfois ancestrales et souvent de bon sens, qui permettent de tendre vers l'idéal – « un esprit sain dans un corps sain » – et d'éviter ainsi le recours à la chimie. Petit échantillon de ce qui fonctionne.

« Que ton alimentation soit ta principale médecine. » Pour Hippocrate, figure tutélaire de la médecine antique et père de la médecine moderne, l'alimentation constituait déjà la pierre angulaire de la bonne santé. La pensée étant le fruit de la production d'un organe, notre cerveau, lui-même relié au reste du corps, notre métabolisme joue donc un rôle déterminant dans notre santé. D'où l'importance accordée à la cuisine.

Hippocrate, Platon – favorable lui aussi à la diététique sans pour autant en faire une obsession – et

1. Sur le placebo, lire *Placebo et effet Placebo en médecine*, Jean-Jacques Aulas, Book-E-Book, 2009, et *Le Mystère du placebo*, Patrick Lemoine, Odile Jacob, 2006. Du même auteur, entre autres, *La Détox, c'est la santé*, Robert Laffont, 2008, ou *À quoi sert un psychiatre ?*, Armand Colin, 2010.

d'autres savaient intuitivement que les aliments peuvent être des alliés de notre cerveau. Certains, par exemple, favorisent l'endormissement. C'est le cas des aliments riches en tryptophane, un acide aminé précurseur de la sérotonine que l'on trouve notamment dans le lait. Vieille recette qui explique les propriétés apaisantes du bol de lait chaud avalé le soir au coucher. De même, les sportifs le savent, l'absorption d'hydrates de carbone – riz complet, pommes de terre, pâtes, etc. – facilite le sommeil. Les sucres lents ou glucides stimulent la sécrétion d'insuline qui elle-même favorise l'absorption en tryptophane par le système nerveux et, en bout de chaîne, sa transformation en sérotonine.

Troubles du sommeil et glucides ? Le rapport peut sembler lointain. Pas si l'on considère que les glucides nous fournissent du glucose, le combustible de toutes les cellules de notre corps, mais aussi la seule source d'énergie utilisable pour notre cerveau qui ne sait pas fabriquer d'énergie de remplacement. Or, force est de constater que depuis le début du XXe siècle, dans les pays occidentaux, la part des glucides dans l'apport énergétique total a considérablement diminué au profit des graisses. Entraînant un certain nombre de troubles psychiques ou physiques.

De même, et parallèlement, dans ces mêmes pays industrialisés, les régimes alimentaires se sont appauvris en acides gras essentiels. Là encore, l'organisme ne peut les fabriquer lui-même. Or, ces lipides constituent des éléments indispensables au bon fonctionnement du système nerveux. Des études menées en Finlande ont démontré que manger du poisson – riche en Oméga 3 – permet de réduire de 30 % les risques d'être affecté par des symptômes dépressifs.

En France, des chercheurs de l'Inserm ont fait suivre à des souris un régime reproduisant le déséquilibre entre acides gras Oméga 3 et 6, qui s'est accéléré dans le monde occidental. Ils ont constaté que le déficit des Oméga 3 perturbe la transmission nerveuse dans le cerveau, dysfonctionnement qui s'est accompagné de comportements dépressifs chez ces souris. « Nos résultats viennent corroborer les études cliniques et épidémiologiques ayant mis en évidence des associations entre un déséquilibre Oméga 3 et 6 et les troubles de l'humeur », ont expliqué les auteurs de l'étude[1].

« Les cent kilomètres par jour que je faisais m'ont permis de surmonter mes crises d'insomnie. » Emil Cioran, philosophe originaire de Roumanie, raconte qu'adolescent, il était hanté par l'insomnie. Au point de passer des nuits entières à errer dans les rues de Bucarest. Ivre de veille, il visitait ce qu'il appelait « les continents de l'insomnie ». Lorsqu'il arrive en France en 1937, il s'achète un vélo et file à toute allure sur les routes. Comme par enchantement, ses insomnies disparaissent. Un miracle ? Pas vraiment. Le sport est tout simplement le meilleur antidépresseur naturel qui existe. On connaît depuis belle lurette ses vertus sur le cœur, les muscles et certains organes, le pancréas notamment, mais on ignore bien souvent qu'il peut augmenter le débit sanguin de 30 %, voire plus, dans le cerveau. Riche afflux sanguin qui nourrit l'organe noble en oxygène et autres nutriments.

Des études ont montré que la pratique de sports qui oxygènent – vélo, jogging, marche, cyclisme, etc. – favorise la synthèse de sérotonine, neurotransmetteur

1. Olivier Manzoni et Sophie Layé, de l'Inserm.

impliqué notamment dans l'humeur, et augmente le taux de dopamine dans le cerveau. D'où un effet euphorisant. Le sport stimule également la production d'endorphines, neurotransmetteurs sécrétés par l'hypophyse et l'hypothalamus qui agissent sur des récepteurs opiacés, similaires donc à la morphine, provoquant à la fois des sensations de plaisir et de détente musculaire et mentale.

Une étude a cherché à comparer les effets du sport et d'un antidépresseur – le Zoloft – chez des seniors déprimés. Au bout de quelques mois, le groupe pratiquant le jogging se portait aussi bien que celui qui avalait l'antidépresseur. Le médicament, semble-t-il, n'offrait aucun avantage supplémentaire. Par contre, après un an, les effets du sport apparurent supérieurs à ceux du Zoloft. Plus d'un tiers de ceux qui prenaient l'antidépresseur avaient rechuté, alors que plus de 90 % des sportifs se sentaient en pleine forme. Sans effet secondaire ! Seule condition à une réelle efficacité : la régularité de la pratique. Trois fois par semaine minimum.

Il en va de même pour la marche. Nietzsche disait qu'il faut distinguer deux types de philosophes, ceux qui marchent et ceux qui ne marchent pas. Il affirmait même que seules les pensées qui nous viennent en marchant ont de la valeur. Aristote et Rousseau aimaient les longues promenades favorables à la méditation. Là encore, ce n'était sans doute pas un hasard. Des chercheurs, à partir d'un électroencéphalogramme, ont démontré que des exercices physiques rythmés, le battement régulier des tambours ou le chant grégorien, influençaient le rythme des ondes cérébrales. La marche, quant à elle, augmente l'activité des ondes alpha associées à la relaxation légère, à l'éveil calme, un état d'apaisement favorable à la clarté des idées.

Les avantages de l'exercice physique se prolongent jusqu'à la vieillesse et pourraient même freiner l'atrophie du cerveau. De quelle façon ? Le vieillissement des fonctions cérébrales s'accompagne d'une diminution de 15 % de la masse cérébrale et se traduit par la perte de réflexes et de neurones, par une altération de la motricité et une modification des capacités fonctionnelles. Dans notre mystérieuse boîte noire, la matière grise abrite les neurones, cellules indispensables à l'apprentissage et à la mémoire, tandis que la matière blanche ressemble à un gigantesque réseau constitué de milliards de connexions qui transmettent les signaux émis par les neurones au cerveau.

Utilisant la technologie de la résonance magnétique, qui permet d'obtenir des images en 2D et 3D de l'intérieur du corps, des chercheurs ont étudié le cerveau de 55 volontaires âgés de 56 à 79 ans. Certains pratiquaient une activité physique régulière, d'autres pas. Les observations recueillies ont montré que le cerveau des personnes actives avait perdu beaucoup moins de matières grise et blanche que celui des personnes qui faisaient peu ou pas du tout d'exercice. Ce qui se traduit par de meilleures performances cognitives et intellectuelles. On a pu le constater lors d'une étude menée chez 6000 femmes âgées de plus de 65 ans suivies pendant huit ans. Leur cerveau était mieux irrigué.

De là à imaginer que l'activité physique protège de la maladie d'Alzheimer, il n'y a qu'un pas qu'il est impossible pour l'instant de franchir. Néanmoins, des chercheurs américains ont montré que la taille de l'hippocampe augmente légèrement dans un groupe de seniors qui pratiquaient la marche pendant quarante minutes, trois fois par semaine. Alors que dans l'autre groupe, qui se contentait de stretching, son volume a diminué. Il est normal que la taille de l'hippocampe diminue avec l'âge. Mais c'est aussi l'une des premières structures affectées par la maladie d'Alzheimer. D'où les problèmes de mémoire et de désorientation temporo-spatiale.

« J'ai trop de pression, trop de stress, de contraintes professionnelles, familiales, je n'y arrive plus. » Un refrain que tous les médecins de France et de Navarre entendent chaque jour. Stress et anxiété, les deux maux de l'époque moderne. Précurseur, le docteur Dominique Servant, psychiatre, a ouvert il y a vingt ans à Lille une consultation spécialisée dans le stress et l'anxiété. Dans son cabinet défilent grands stressés, insomniaques et autres dépressifs qui ont souvent tout essayé – médicaments pendant de longues années et toutes sortes de thérapies – en vain. Le docteur Servant soigne en prescrivant le moins possible de médicaments, mais en utilisant le plus souvent des techniques corporelles fondées sur « la variabilité et la cohérence cardiaque ». Des termes qui, au premier abord, peuvent paraître obscurs au commun des mortels. Il s'en explique : « Notre cœur au repos ne bat pas toujours au même rythme. Parfois, il s'accélère et parfois il diminue sa fréquence, tout cela étant imperceptible pour nous, car la différence est vraiment minime, de l'ordre de millième de secondes. » C'est ce que l'on appelle la variabilité de la fréquence cardiaque. Quelle importance ? Cette variabilité est comme une respiration naturelle du cœur qui se trouve perturbée dans les états de stress et d'anxiété mais aussi de panique, de phobie, de dépression, et d'autres états induisant des difficultés psychologiques. De nombreuses études scientifiques récentes l'ont montré, et des chercheurs du CHU de Lille ont développé un logiciel de traitement accouplé à un électrocardiogramme qui permet de mesurer les variations du cœur, prédictives de l'état de santé et de la capacité à réguler les émotions d'un individu.

Reste ensuite à apprivoiser cette activité cardiaque, irrégulière et chaotique dans les états de stress, de troubles anxieux, de dépression et de panique. C'est ce à quoi s'emploient les techniques corporelles utilisées par le docteur Servant : entre autres, techniques de relaxation musculaire et de respiration, proches de l'antique pratique du yoga[1].

Ce n'est sans doute pas un hasard si cette discipline connaît un formidable succès dans les pays occidentaux, notamment auprès des femmes. Le docteur Lionel Coudron, convaincu de longue date des bienfaits du yoga, est allé jusqu'à créer un institut de yogathérapie pour soigner les gens. « La pratique du yoga permet de se sentir moins submergé, plus maître de soi, de ses activités comme de son temps », explique-t-il. Nombreux sont ceux qui considèrent encore que le yoga consiste à prendre des postures improbables en se pliant en quatre. En réalité, il existe tellement de formes de yoga que chacun peut y trouver son compte. Et cela fonctionne. Là encore, la science a objectivé les bienfaits du yoga sur le stress, le sommeil, les symptômes dépressifs. De nombreuses études ont montré que sa pratique entraîne une amélioration de l'humeur, diminue l'anxiété, renforce l'estime de soi, rend optimiste, lève les blocages corporels et les sensations douloureuses physiques qui y sont associées, améliore la capacité respiratoire, etc.[2].

---

1. Dominique Servant, *La Relaxation, Nouvelles approches, nouvelles pratiques*, Masson, 2009.
2. Lionel Coudron, *La Yoga-thérapie*, Odile Jacob, 2010.

D'autres études ont également montré que – au même titre que certains psychotropes – le yoga augmentait le taux de sérotonine et de dopamine dans le cerveau et diminuait la sécrétion de cortisol. Mais aussi qu'il améliorait les performances cardiovasculaires, stimulait le système endocrinien – composé de l'ensemble des organes intervenant dans la sécrétion des hormones –, normalisait la pression sanguine, augmentait le taux de globules rouges dans le sang, etc.

Dans le même registre, l'électroencéphalogramme note une augmentation significative de l'activation des bandes alpha pendant des séances de méditation démontrant un état de relaxation et une diminution des processus cognitifs, et des bandes thêta à basse fréquence qui sont corrélées à une attention accrue aux événements internes. D'autres techniques, l'imagerie cérébrale notamment, indiquent une augmentation des activités cérébrales dans des régions préposées à la régulation émotionnelle et au contrôle attentionnel.

Méditer ! Le mot est lâché. Autant dire qu'il paraît suspect aux yeux de beaucoup d'entre nous, qui y voient la marque des sectes ou de quelques illuminés à la barbe blanche et à l'œil vitreux, portant un collier de fleurs et des noms improbables. Pourtant, rappelle le psychiatre Christophe André, peu suspect de collusion avec les sectes, « méditer ne signifie rien d'autre que lâcher prise et se déconnecter du monde extérieur ». Et Matthieu Ricard, moine bouddhiste français, y voit avant tout une forme d'entraînement de l'esprit, à démythifier pour la mettre au service du plus grand nombre. La pratique se répand. Elle n'est plus réservée à quelques moines reclus dans les hauteurs de l'Himalaya. « De surcroît, poursuit Christophe André, après avoir longtemps été cantonnées aux domaines de la spiritualité et du développement personnel, les pratiques méditatives ont, depuis une dizaine d'années, fait une irruption remarquée dans le champ de la psychologie clinique, de la psychiatrie et des neurosciences. » Méditer est une véritable gymnastique de l'esprit qui revient à faire des pauses mentales tous les jours pour être plus en phase avec soi-même. « L'objectif de la méditation est de chercher un silence de l'esprit, c'est-à-dire une expérience différente qui permet de mettre ses pensées entre parenthèses pendant une période donnée, et d'apprendre ensuite à mieux les maîtriser lorsqu'elles reviendront. On peut qualifier cet état recherché de détente intérieure », explique encore le psychiatre[1]. Là encore, la science confirme objectivement les bienfaits de la méditation. Ainsi, la neuro-imagerie a montré que sa pratique entraîne une régulation émotionnelle plus flexible, grâce sans doute à l'activation de structures corticales frontales.

Christophe André exerce à l'hôpital Sainte-Anne à Paris, temple s'il en est de l'histoire de la psychiatrie française. Nul doute qu'il est donc au fait des avancées de la thérapeutique. Pourtant, lui aussi trace une ligne frontière entre les pathologies mentales pour lesquelles les médicaments sont utiles et les difficultés existentielles. La méditation – on pourrait aussi ajouter le yoga ou les techniques de respiration –, écrit-il, permet en grande partie de « modifier notre relation aux problèmes qui peuvent empoisonner notre vie » et ainsi « de répondre aux difficultés sévères comme aux plus simples auxquelles nous sommes quotidiennement amenés à devoir faire face ».

1. Christophe André, *Méditer jour après jour*, L'Iconoclaste, 2011.

Autant de pratiques qui permettent à chacun de reconquérir des territoires intérieurs – sommeil, bonne santé physique et mentale – sans traiter son cerveau comme un dépotoir en le gorgeant de poisons. Nous, les arrière-petits-enfants de la révolution industrielle, devons une fière chandelle aux progrès de la science, de la technologie et de la médecine. À l'évidence, les médicaments sauvent des vies, nous aident à vivre mieux et plus longtemps. Mais chacun sait que la révolution industrielle a aussi produit le pire : réchauffement climatique, défiguration de la nature, pollution… Nous en mesurons aujourd'hui toute l'étendue des dégâts. Il en va de notre cerveau comme de la planète : il faut en prendre soin. Pour éviter de perdre la boule !

Annexes

Les antidépresseurs

Médicaments prescrits dans le traitement de certaines dépressions et troubles anxieux. Ils améliorent l'humeur, le ralentissement psychomoteur, les troubles anxieux… et, globalement, l'état symptomatique de la personne mais n'a pas d'effet sur l'origine des pathologies anxieuses ou dépressives.

Il existe trois grandes familles d'antidépresseurs

– Les imipraminiques, ou tricycliques – en raison de leur triple action sur la noradrénaline, la sérotonine et la dopamine. Ils ont été découverts à la fin des années 1950, et les plus connus sont l'imipramine (Tofranil), la clomipramine (Anafranil) l'amitriptyline (Laroxyl). Ils restent les traitements de référence de la dépression, réservés aux cas graves, généralement prescrits par des psychiatres. Inconvénients : bouche sèche, prise de poids, tremblements, toxicité cardiaque, overdose…

– Les inhibiteurs de la monoamine oxydaze (IMAO) rarement prescrits à cause de leurs effets secondaires.

– Les inhibiteurs sélectifs de la recapture de la sérotonine (ISRS ou IRS) agissent en augmentant le taux de sérotonine dans le cerveau. Ils représentent 70 à 80 % du marché depuis l'arrivée du Prozac, au début des années 1990. Les plus connus et utilisés sont la fluoxétine (Prozac), la paroxétine (Deroxat), la sertraline (Zoloft), le citalopram (Seropram), l'escitalopram (Séroplex).

– D'autres – Effexor, Cymbalta, Norset… – augmentent le taux de sérotonine et de noradrénaline. Ce sont les ISRSna (Inhibiteurs sélectifs de la recapture de la sérotonine et noradrénaline).

Effets secondaires des IRS et INRSna : nervosité, agitation, confusion, insomnie, dysfonctionnements sexuels, hostilité, idées suicidaires, désinhibition, réaction maniaque ou psychotique, émoussement émotionnel, dépersonnalisation, amnésie, hallucinations visuelles et auditives…

Les tranquillisants ou anxiolytiques

Médicaments utilisés contre l'anxiété, l'insomnie, l'angoisse, les tensions musculaires… Les plus connus et utilisés sont ceux de la famille des benzodiazépines. Les noms des molécules de la classe des benzodiazépines comportent presque tous le même suffixe

« –azépam » : alprazolam (Xanax), bromazépam (Lexomil), clonazépam (Rivotril), diazépam (Valium), lorazépam (Témesta), lormétazépam (Noctamide), prazépam (Lysanxia)... Les benzodiazépines facilitent l'action d'un neurotransmetteur, le GABA (acide gamma-aminobutyrique), sur son récepteur dans le cerveau. Celle-ci diminue l'excitabilité du système nerveux central. Ces médicaments n'ont pas d'effet sur les causes de l'anxiété.

Effets secondaires : somnolence excessive, troubles de la mémoire, de la concentration ou de l'équilibre, confusion mentale, phénomènes de dépendance et d'accoutumance, perturbation des cycles du sommeil, nervosité/agitation, phobies, agressivité, cauchemars...

Les hypnotiques ou somnifères

Médicaments utilisés pour leur capacité à induire le sommeil. Les plus connus appartiennent également à la famille des benzodiazépines : triazolam (Halcion), nitrazépam (Mogadon), clorazepate (Noctran)..., ou apparentés : zoplicone (Imovane), Zolpidem (Stilnox).

Effets secondaires : les hypnotiques altèrent la vigilance, créent des troubles de la mémoire à court terme, entraînent des états confusionnels, des problèmes d'équilibre et, à terme, une accoutumance et une dépendance.

Les neuroleptiques (tranquillisants majeurs) ou antipsychotiques

Médicaments principalement utilisés dans le traitement des psychoses (pathologies psychiatriques graves) telles que : délire paranoïaque, schizophrénie, psychose hallucinatoire... Leurs effets sédatifs provoquent une inhibition psychomotrice qui peut aller jusqu'à l'indifférence au monde extérieur.

Plusieurs familles de substances sont classées parmi les neuroleptiques :

• Les phénothiazines : chlorpromazine (Largactil), fluphénazine (Modecate), cyamémazine (Tercian)...

• Les butyrophénones : halopéridol (Haldol).

• Les benzamides : amilsurpride (Solian).

• Les antipsychotiques ou neuroleptiques dits « atypiques » : clozapine (Leponex), olanzapine (Zyprexa), risperidone (Risperdal), quétiapine (Seroquel), Aripiprazole (Abilify)...

Effets secondaires : agitation psychomotrice, troubles de l'humeur, anxiété, impuissance sexuelle, prise de poids, hypotension, tics, tremblements, syndromes parkinsoniens...

Ordonnance n° 1

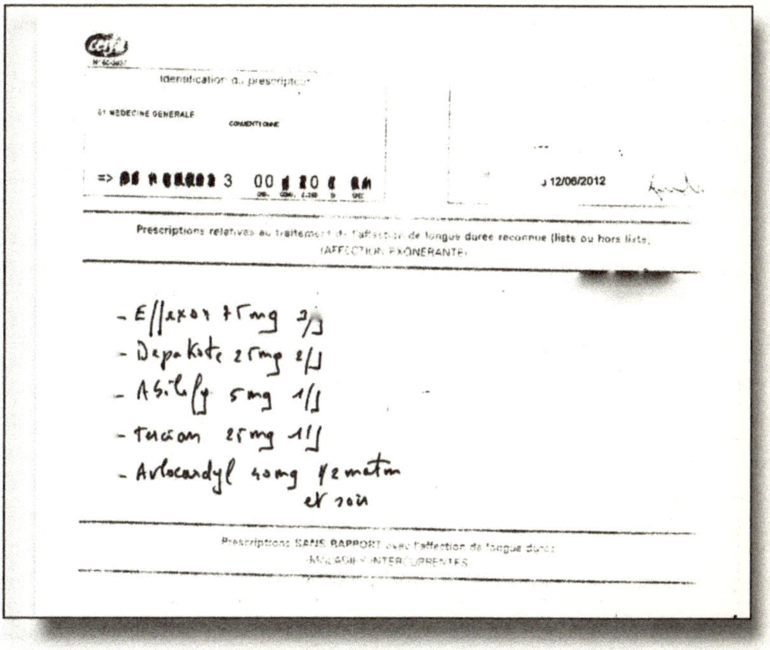

Identification du prescripteur

01 MEDECINE GENERALE

CONVENTIONNE

=> [redacted] 3 00 [redacted] 10 [redacted]

12/06/2012

Prescriptions relatives au traitement de l'affection de longue durée reconnue (liste ou hors liste)
(AFFECTION EXONÉRANTE)

- Effexor 75mg 2/J
- Depakote 25mg 2/J
- Abilify 5mg 1/J
- Tercian 25mg 1/J
- Avlocardyl 40mg 1/2 matin et soir

Prescriptions SANS RAPPORT avec l'affection de longue durée
(MALADIES INTERCURRENTES)

Cet homme de 76 ans, retraité, actif, présente un trouble bipolaire ancien de type I à caractère familial (antécédents de manies et de dépressions avec période d'intervalles libres de très bonne qualité). Il consulte car il se trouve très lent, gêné à la marche, avec des tremblements, apathique, sans force. À l'examen, il présente tous les signes d'un fort syndrome parkinsonien (tremblements au repos, perte du balancement des bras, démarche à petits pas, etc.).

Avis de l'expert psychiatre : *Sur ce terrain âgé, l'antidépresseur (Effexor) et les deux neuroleptiques utilisés (Tercian et Abilify) sont la première cause du syndrome parkinsonien. En outre, le bêta-bloquant a été prescrit pour corriger le tremblement induit par les neuroleptiques, au prix de ralentir considérablement le cœur ; ce qui explique l'épuisement majeur que ressent cet homme. En l'état actuel, seul le Dépakote est justifié ; tous les autres psychotropes sont inutiles et aggravants, bêta-bloquant inclus.*

Ordonnances n°s 2, 3, 4, 5, 6

Mme Denise Mignot a aujourd'hui 65 ans. Son enfance et son adolescence ont été difficiles, marquées notamment par des difficultés à s'intégrer en milieu scolaire. C'est une enfant caractérielle, dit-on. À l'âge de 17 ans, après avoir fait plusieurs tentatives de suicides, le psychiatre diagnostique un trouble bipolaire. Il lui prescrit un régulateur de l'humeur qui la métamorphose. Elle se sent équilibrée. Mais, peu après, le praticien part à la retraite. Son remplaçant refuse de poursuivre le traitement au motif que « le trouble bipolaire, ça n'existe pas ». À partir de cette date, Denise va se bourrer d'antidépresseurs, neuroleptiques, tranquillisants, somnifères… qui la conduisent directement à l'hôpital psychiatrique – une quinzaine de fois –, à faire plusieurs tentatives de suicide, à se livrer à des achats compulsifs et à vouloir tuer son mari. L'échantillon d'ordonnances – de 2004 à 2012 – témoigne de l'extraordinaire variation de prescriptions d'un psychiatre à l'autre – 3 au total. Aujourd'hui, Denise Mignot ne prend plus que 2 médicaments par jour. Un régulateur de l'humeur (Lamictal) et un antidépresseur (Cymbalta), ce dernier non par nécessité mais parce que, dit-elle, « elle est dépendante aux antidépresseurs ». Hormis ce dernier, c'est le traitement qu'elle prenait en 1976 ! Retour à la case départ, donc, 36 ans après !

Forte de son expérience, Denise Mignot a créé dans le nord de la France l'association Étoilebipolaire dotée d'une permanence téléphonique et de groupes de parole. www.etoilebipolaire.nordblogs.com/ Mail : etoilebipolaire@neuf.fr – Tel : 03 20 55 72 42.

Docteur Daniel [redacted]

Médecine Générale - Conventionné

[redacted]

Tel : 03 [redacted]

Fax: [redacted]

[redacted]

Consultations :
Lundi,Mardi de 14h à 16h
Mercredi de 10h30 à 12h
Vendredi, Samedi de 9h à 10h 30
et sur rendez-vous tous les jours

En cas d'urgence vitale
téléphonez au N° 15

Madame Denise MIGNOT

[redacted], le Lundi 1 Mars 2004

TRAITEMENT pour 1 Mois

~~NORSET 15MG CPR 30~~ QSP
2 Comprimés au coucher

MEPRONIZINE CPR SECABLE 30 QSP
1 Comprimé au coucher

CLARITYNE 10MG CPR 15 QSP
1 Comprimé le matin

LARGACTIL 100MG CPR SECABLE 30 QSP
Un demi Comprimé au coucher

TRANXENE 10MG GELULE 30 QSP
2 Gélules ~~le soir~~ et au coucher

MAXEPA CAPS 60 QSP
2 Capsules le matin et le soir

BEROCCA CPR EFFERV 10 QSP
1 Comprimé effervescent le matin

Pharmacie [redacted]

Ordonnance n° 2 (2004)

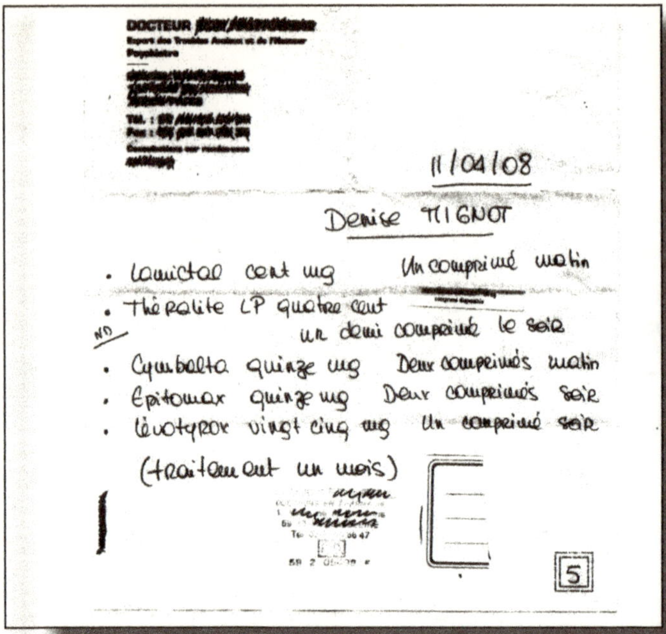
DOCTEUR [redacted]
Expert des Troubles Anxieux et de l'Humeur
Psychiatre
[redacted]
Tél. : [redacted]
Fax : [redacted]
Consultations sur rendez-vous
[redacted]

11/04/08

Denise MIGNOT

• Lamictal cent mg — Un comprimé matin
• Théralite LP quatre cent — un demi comprimé le soir
ND
• Cymbalta quinze mg — Deux comprimés matin
• Epitomax quinze mg — Deux comprimés soir
• Lévotyrox vingt cinq mg — Un comprimé soir

(traitement un mois)

5

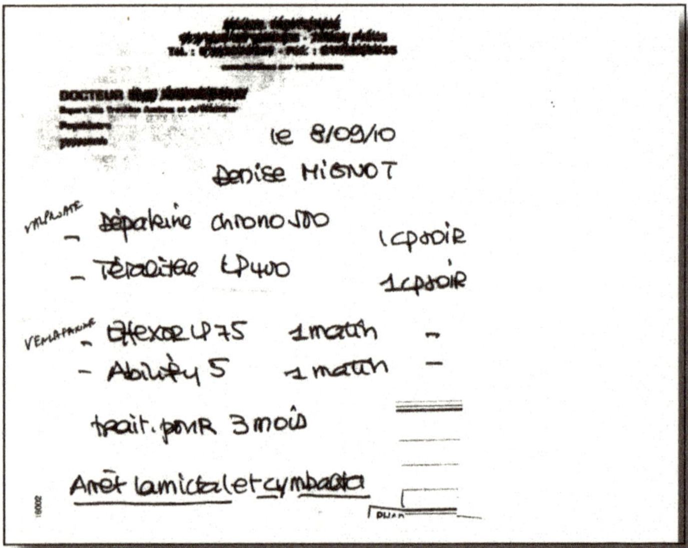
[redacted]
Tél. : [redacted] - Fax : [redacted]
consultations sur rendez-vous

DOCTEUR [redacted]
Expert des Troubles Anxieux et de l'Humeur
Psychiatre
[redacted]

le 8/09/10

Denise MIGNOT

VALPROATE
– Dépakine chrono 500 — 1 cp soir
– Téralithe LP400 — 1 cp soir

VENLAFAXINE
– Effexor LP75 — 1 matin —
– Abilify 5 — 1 matin —

trait. pour 3 mois

Arrêt lamictal et cymbalta

Ordonnances n° 3 (2008; en haut) et n° 4 (2010; en bas)

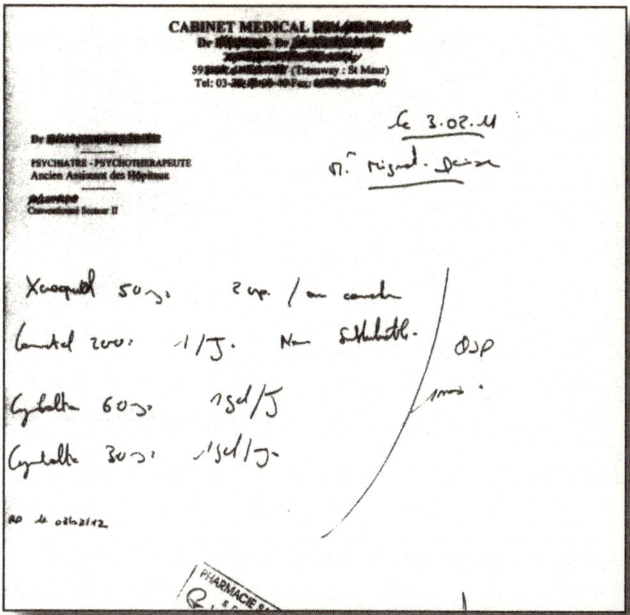

CABINET MEDICAL [redacted]
Dr [redacted] Dr [redacted]
[redacted]
59[redacted] (Tramway : St Maur)
Tel: 03-[redacted]-Fax: [redacted]6

le 3.02.11

Dr [redacted]

PSYCHIATRE - PSYCHOTHERAPEUTE
Ancien Assistant des Hôpitaux

[redacted]
Conventionné Secteur II

Xeroquel 50mg 2cp / au coucher

Lamictal 200 1/J. Non substituable. QSP 1 mois.

Cymbalta 60mg 1gel/J

Cymbalta 30mg 1gel/J.

PHARMACIE

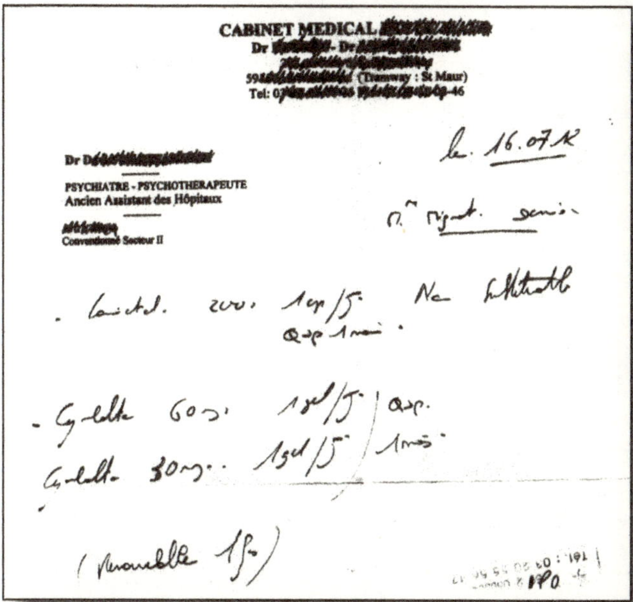

CABINET MEDICAL [redacted]
Dr [redacted]- Dr [redacted]
[redacted]
59[redacted] (Tramway : St Maur)
Tel: 0[redacted]-46

le 16.07.12

Dr D[redacted]

PSYCHIATRE - PSYCHOTHERAPEUTE
Ancien Assistant des Hôpitaux

[redacted]
Conventionné Secteur II

. Lamictal. 200. 1cp/J. Non substituable
QSP 1 mois.

- Cymbalta 60mg. 1gel/J. QSP. 1 mois.

Cymbalta 30mg.. 1gel/J

(renouvelable 1 fois)

Ordonnances n° 5 (2011 ; en haut) et n° 6 (2012 ; en bas)

Ordonnance n° 7

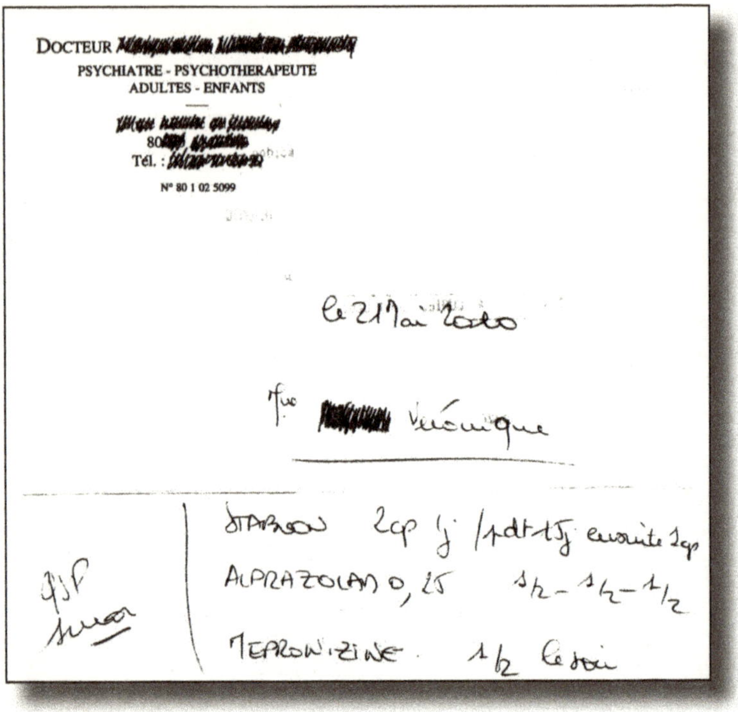
DOCTEUR [redacted]
PSYCHIATRE - PSYCHOTHERAPEUTE
ADULTES - ENFANTS

[redacted]
80[redacted]
Tél. : [redacted]

N° 80 1 02 5099

Le 21 Mai 2010

Mme [redacted] Véronique

STABLON 2cp/j 1 dt 15j ensuite 1cp
ALPRAZOLAM 0,25 1/2 - 1/2 - 1/2
MEPRONIZINE 1/2 le soir

QSP

Ordonnance : Stablon (antidépresseur), Alprazolam (anxiolytique) et Mépronizine (anxiolytique)

Cette femme de 35 ans a tailladé les veines de sa petite fille avant de se donner la mort. Elle souffrait de dépression sévère.

<u>Avis de l'expert psychiatre</u> : *Étrange association. Illogique ! Le Stablon à lui seul fait sans doute plus de mal que de bien. C'est une vieille molécule de chez Servier dont l'efficacité n'est pas démontrée. Est-ce réellement un antidépresseur, d'ailleurs ? Rien n'est moins sûr. Quant à la Mépronizine, c'est un anxiolytique déguisé qui cache un neuroleptique. Un vrai poison. On ne devrait pas l'utiliser. Sa balance bénéfices/risques est en effet défavorable du fait de son profil d'effets indésirables. Elle a d'ailleurs été retirée du marché en 2012. L'ensemble de la prescription n'est pas adapté à la gravité de la situation.*

Ordonnance n° 8

Historique de l'administration du 04/02/2008 au 19/02/2008 — Monsieur V[redacted] Philippe — Hopital Henri Ey.

Libellé	2/5	2/6	2/7	2/8	2/9	2/10	2/11	2/12	2/13	2/14	2/15	2/16	2/17	18/02/20(	2/19
	Admission libre		Dr [redacted]						CHAMBRE D'ISOLEMENT			Dr [redacted]			
TERALITHE LP 400MG	2 cp	2 cp	2 cp	2 cp	2 cp	2 cp	2 cp		2 cp	2 cp	2 cp	2 cp	2 cp	2 cp	décédé
LEVOTHYROX 100 (75+25)		1	1	1	1	1	1	1	1	1	1	1	1	1	
HALDOL 2 MG/MLSOL	100 gt	200	200	250	350	300	300	150	200	300	300	300	250	100	
TERCIAN 40MG/ML SOL		100 gt	190	40											
CLOPIXOL 2% SOL					70gt	70	70	20	50	70	70	70	20	70	
LOXAPAC 50mg/par ampoule	solution pour injection non mentionnée dans l'historique												oui	oui	
NOZINAN 4 % SOL									100	350	350	450	350	300	
THERALENE 40MG/ML										35	50	50		50	
LEPTICUR 10 MG CPR	1 cp	2	2	2	1	1	2	2	2	2	2	3	2	2	
RIVOTRIL 2,5 MG/ML SOL	20 gt	60	60	40	60	60	60	40	40	75	60	75	35	60	

Information hospitaliere:

Une enquête de pharmacovigilance a établi une liste de 12 neuroleptiques susceptible de prolonger l'intervalle QT et d'entrainer des torsade de pointes dont : Haldol,Tercian,Nozinan (voir document joint)

Haldol 300 gouttes = 30 mg/jour

Le neuroleptique Haldol avait été prescrit en 2006 mais les doses doivent être rapidement diminuées en raison de Dyskinésies importantes voir page 6 du dossier médical.

Neuf psychotropes sont prescrits sur cette ordonnance, dont certains sont incompatibles entre eux. Se reporter au cas de Philippe V., décédé à l'hôpital (*cf.* p. 77).

Ordonnance n° 9

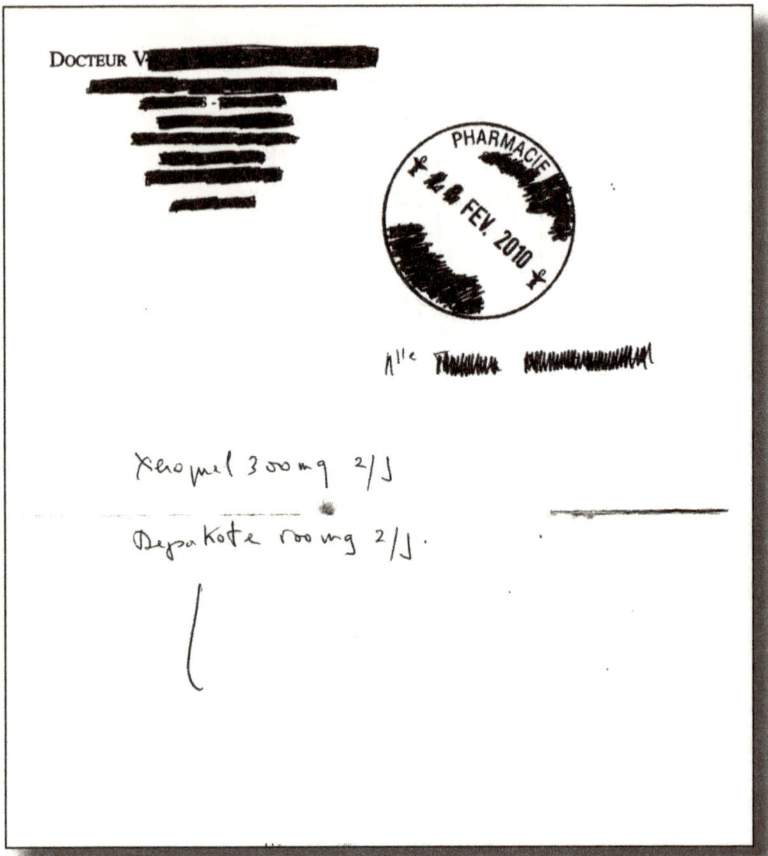

DOCTEUR V[redacted]

PHARMACIE [redacted] FEV. 2010

Mlle [redacted]

Xeroquel 300 mg 2/J

Depakote 500 mg 2/J.

Cette jeune femme de 29 ans a fait, il y a quelques années, un bref accès délirant à l'occasion de difficultés sentimentales banales. Elle n'a jamais rechuté. Elle se plaint de prise de poids de 27 kg, d'apathie, lenteur d'idéation, d'hypersomnie, de difficultés à soutenir sa concentration, aménorrhée, masculinisation (pilosité mentonnière abondante). À l'examen, elle présente des symptômes extra-pyramidaux[1], gonflement mammaire, obésité

1. Ensemble des troubles neurologiques provoqués par l'atteinte du système nerveux (contractions involontaires des muscles, tremblements...).

majeure. L'analyse biologique montre une augmentation de la prolactine[1] et de la DHEA.

Avis de l'expert psychiatre : *Le syndrome des ovaires polykystiques à l'origine de la pilosité est vraisemblablement imputable au Dépakote. L'obésité relève des deux produits. La diminution de la posologie et l'arrêt des traitements auraient dû intervenir 5 ans plus tôt si tout se passait bien.*

1. Hormone secrétée par l'anté-hypophyse, permettant le déclenchement et le maintien de la lactation. Elle agit également sur la sécrétion de la progestérone chez la femme et de la testostérone chez l'homme.

Ordonnance n° 9 bis

[redacted]/2005

MODECATE Rtd : 3 ampoules tous les mois

ZYPREXA 10 mg : 2 cp/jour

AKINETON Retard : 1 cp le matin

RIVOTRIL : 5 à 10 gouttes le soir

MOGADON : 1 cp au coucher

TERCIAN 25 mg : 1 cp au coucher

ALPRAZOLAM 0,5 mg : 3 cp/jour

OAR : 1 mois

Professeur [redacted]

7 psychotropes sur la même ordonnance, dont 3 neuroleptiques. (Zyprexa, Tercian et Modecate) et 3 tranquillisants et somnifères (Rivotril, Mogadon, Alprazolam) de la même famille (benzodiazépines), donc aux propriétés similaires.

Avis de l'expert pharmacologue : *C'est une ordonnance très lourde qui ne répond à aucune logique. En principe, il ne faut prescrire qu'un seul neuroleptique. Il n'y a pas d'études qui démontrent qu'en associer plusieurs apporte un gain. Au contraire, les effets indésirables s'ajoutent, notamment les risques cardiaques ou de symptômes de Parkinson (tremblements, raideurs de la nuque, etc.). L'association de 3 tranquillisants et somnifères (benzodiazépines) n'a pas non plus d'intérêt. On transforme le patient en « légume ».*

Ordonnance n° 10

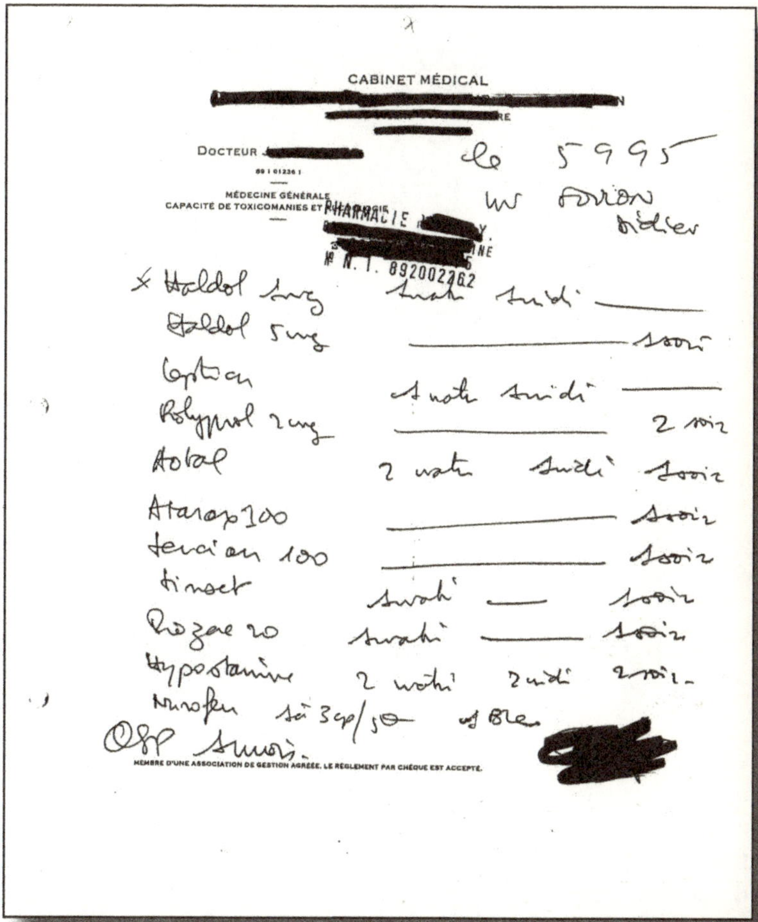

CABINET MÉDICAL

[redacted]

DOCTEUR [redacted]

89 1 01236 1

MÉDECINE GÉNÉRALE
CAPACITÉ DE TOXICOMANIES ET

PHARMACIE [redacted]

N.I. 892002262

le 5 9 95

Haldol 5mg 1 matin 1 midi —
Haldol 5mg — 1 soir
Leptican 1 matin 1 midi —
Rohypnol 2mg — 2 soir
Aotal 2 matin 1 midi 1 soir
Atarax 100 — 1 soir
Tercian 100 — 1 soir
Tinset 1 matin — 1 soir
Prozac 20 1 matin — 1 soir
Hypostamine 2 matin 2 midi 2 soir
Nurofen
QSP 1 mois.

[redacted]

MEMBRE D'UNE ASSOCIATION DE GESTION AGRÉÉE. LE RÈGLEMENT PAR CHÈQUE EST ACCEPTÉ.

Ordonnance de Didier F., alcoolique, qui a noyé son fils. Onze médicaments au total dont six psychotropes – antidépresseurs, anxiolytiques, neuroleptiques, somnifères… – auxquels s'ajoutent de la pommade à base de cortisone, du Diantalvic, du Doliprane et… de l'alcool ! Autant dire qu'on avait installé une bombe à retardement dans le cerveau de Didier F., 33 ans, au moment des faits.

Ordonnance n° 11

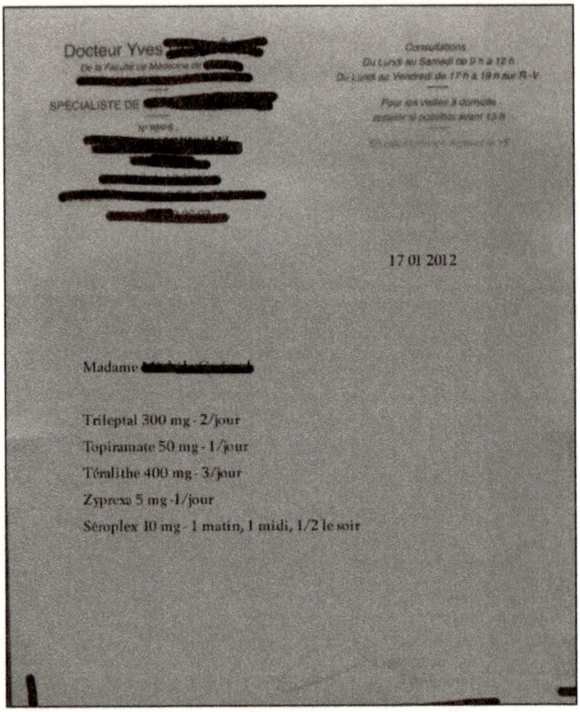

Docteur Yves [redacted]

De la Faculté de Médecine de [redacted]

SPÉCIALISTE DE [redacted]

Consultations
Du Lundi au Samedi de 9 h à 12 h
Du Lundi au Vendredi de 17 h à 19 h sur R.-V.

17 01 2012

Madame [redacted]

Trileptal 300 mg - 2/jour
Topiramate 50 mg - 1/jour
Téralithe 400 mg - 3/jour
Zyprexa 5 mg -1/jour
Séroplex 10 mg - 1 matin, 1 midi, 1/2 le soir

Cette ordonnance comprend 3 régulateurs de l'humeur (Trileptal, Topiramate, Théralite), un neuroleptique atypique (Zyprexa) et un antidépresseur (Séroplex). Elle est prescrite à une jeune femme de 27 ans, étudiante d'origine étrangère, qui rencontre des difficultés banales d'adaptation à la vie étudiante (notamment le problème de la langue) ainsi que des peines de cœur. Se sent également coupable de coûter cher à ses parents. Elle présente des crises d'angoisse répétées qui la débordent. Elle a consulté 3 psychiatres, chacun rajoutant un régulateur de l'humeur.

Avis de l'expert psychiatre : *Aucun argument pour prescrire ces 3 régulateurs de l'humeur, ni l'antidépresseur à dose supra-maximale, ni le neuroleptique atypique qui lui a fait prendre du poids – 6 kg. De la réassurance, un anxiolytique transitoire à faible dose, quelques conseils de repos et de diversion auraient pu suffire.*

Ordonnance n° 12

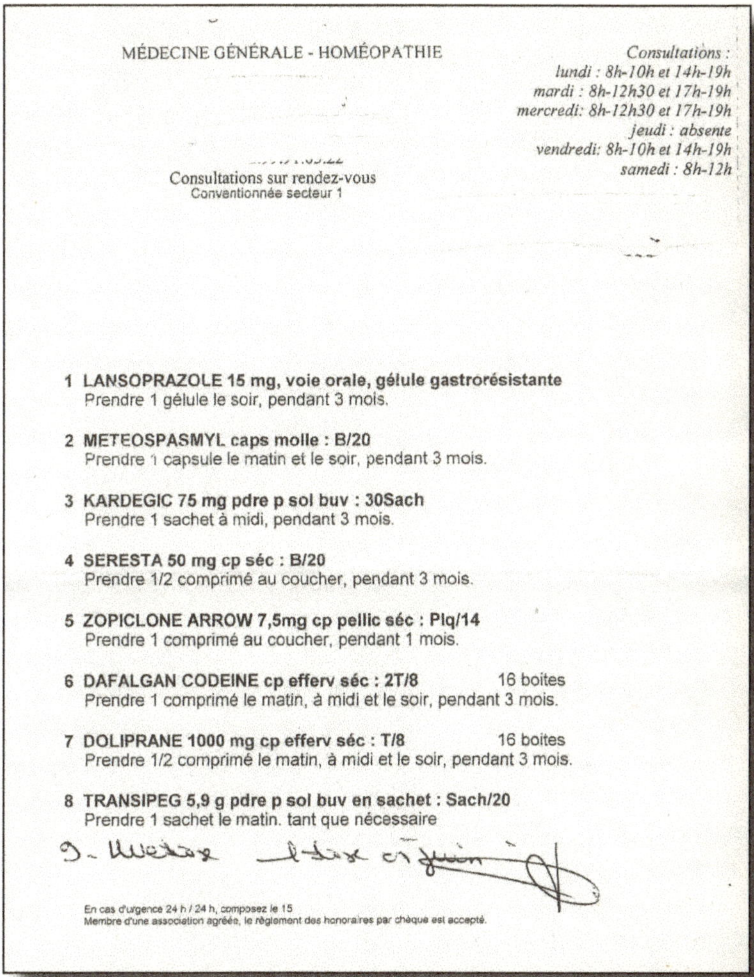

MÉDECINE GÉNÉRALE - HOMÉOPATHIE

Consultations sur rendez-vous
Conventionnée secteur 1

Consultations :
lundi : 8h-10h et 14h-19h
mardi : 8h-12h30 et 17h-19h
mercredi: 8h-12h30 et 17h-19h
jeudi : absente
vendredi: 8h-10h et 14h-19h
samedi : 8h-12h

1 **LANSOPRAZOLE 15 mg, voie orale, gélule gastrorésistante**
Prendre 1 gélule le soir, pendant 3 mois.

2 **METEOSPASMYL caps molle : B/20**
Prendre 1 capsule le matin et le soir, pendant 3 mois.

3 **KARDEGIC 75 mg pdre p sol buv : 30Sach**
Prendre 1 sachet à midi, pendant 3 mois.

4 **SERESTA 50 mg cp séc : B/20**
Prendre 1/2 comprimé au coucher, pendant 3 mois.

5 **ZOPICLONE ARROW 7,5mg cp pellic séc : Plq/14**
Prendre 1 comprimé au coucher, pendant 1 mois.

6 **DAFALGAN CODEINE cp efferv séc : 2T/8** 16 boites
Prendre 1 comprimé le matin, à midi et le soir, pendant 3 mois.

7 **DOLIPRANE 1000 mg cp efferv séc : T/8** 16 boites
Prendre 1/2 comprimé le matin, à midi et le soir, pendant 3 mois.

8 **TRANSIPEG 5,9 g pdre p sol buv en sachet : Sach/20**
Prendre 1 sachet le matin. tant que nécessaire

En cas d'urgence 24 h / 24 h, composez le 15
Membre d'une association agréée, le règlement des honoraires par chèque est accepté.

Deux somnifères (Séresta, Zopiclone), deux Paracétamol, de l'aspirine, de la codéine, etc.

Avis de l'expert pharmacologue : *C'est une ordonnance qui pousse à la consommation. On peut enlever presque tous les médicaments. Aucune logique à associer le Séresta et le Zopiclone, deux somnifères à prendre au coucher. Association de Dafalgan et Doliprane, tous les deux étant du paracétamol. Difficile pour le patient de s'y retrouver. La codéine (dérivé mineur de la morphine) est un antalgique ayant également des propriétés sédatives. Son association avec les anxiolytiques et hypnotiques augmente l'altération de la vigilance, notamment chez la personne âgée. Le Kardégic prescrit à la dose de 75 mg 1/j ne nécessite pas l'association avec un IPP (Lansoprazole ici), car à cette dose, la prévention du risque ulcèrogène n'est pas nécessaire.*

Ordonnance n° 13

CHU [redacted]

Pavillon [redacted]

Professeur [redacted]

Monsieur [redacted]

[redacted] 2006.

ATHYMYL 60mg : 1cp au coucher

EFFERALGAN: 6 comprimés par jour

NOCTAMIDE 2mg 2 comprimés au coucher

TERCIAN 100 mg 1/2 cp au coucher

AKINETON RTD 1gélule matin, 1gélule midi.

SOLIAN 400mg 1cp matin 2cps le soir

URBANYL 10 mg 2cps au coucher

XANAX 0,5 mg 1cp matin, 1cp midi 1 cp 16h

[redacted]

Professeur [redacted]

Elle émane d'un professeur de psychiatrie et compte 7 psychotropes dont 1 antidépresseur (Athymil), 2 neuroleptiques (Tercian et Solian), 2 anxiolytiques de la famille des benzodiazépines (Urbanyl et Xanax) et 1 somnifère (Noctamide).

Avis de l'expert pharmacologue : *Une ordonnance abrutissante. L'association Athymil et neuroleptiques expose le patient à des risques de convulsion, du diabète, de la prise de poids, des symptômes de Parkinson. Les benzodiazépines peuvent diminuer les risques de convulsion, mais associer toutes ces molécules reste incompréhensible.*

Ordonnance n° 14

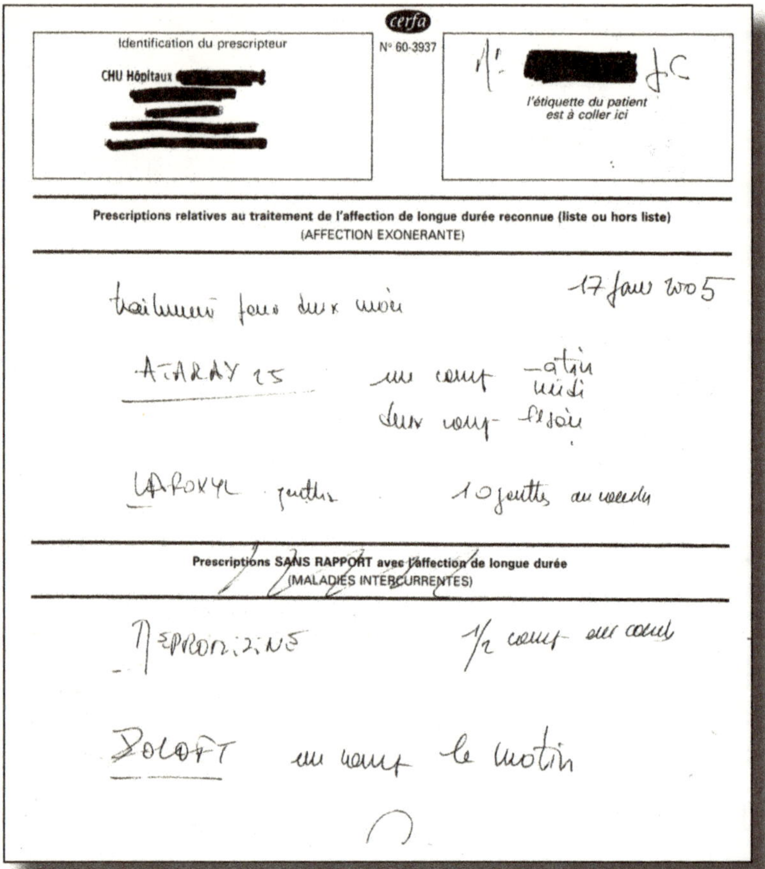

cerfa

Identification du prescripteur

N° 60-3937

CHU Hôpitaux [redacted]

M. [redacted] J.C

l'étiquette du patient est à coller ici

Prescriptions relatives au traitement de l'affection de longue durée reconnue (liste ou hors liste)
(AFFECTION EXONERANTE)

traitement pour deux mois — 17 janv 2005

ATARAX 25 — un comp matin midi, deux comp le soir

LAROXYL gouttes — 10 gouttes au coucher

Prescriptions SANS RAPPORT avec l'affection de longue durée
(MALADIES INTERCURRENTES)

MEPRONIZINE — 1/2 comp au coucher

ZOLOFT — un comp le matin

2 antidépresseurs (Laroxyl et Zoloft), un anti-histaminique utilisé comme anxiolytique (Atarax) + la Mépronizine, un neuroleptique caché.

Avis de l'expert pharmacologue : *Il n'y a aucun intérêt à associer 2 antidépresseurs. C'est même très dangereux. Cela expose le patient à des risques mortels. La Mépronizine contient en réalité 2 principes actifs – du méprobamate, un anxiolytique – et un neuroleptique caché. Un praticien devrait savoir qu'il ne faut jamais prescrire de médicaments qui associent 2 principes actifs.*

Ordonnance n° 15

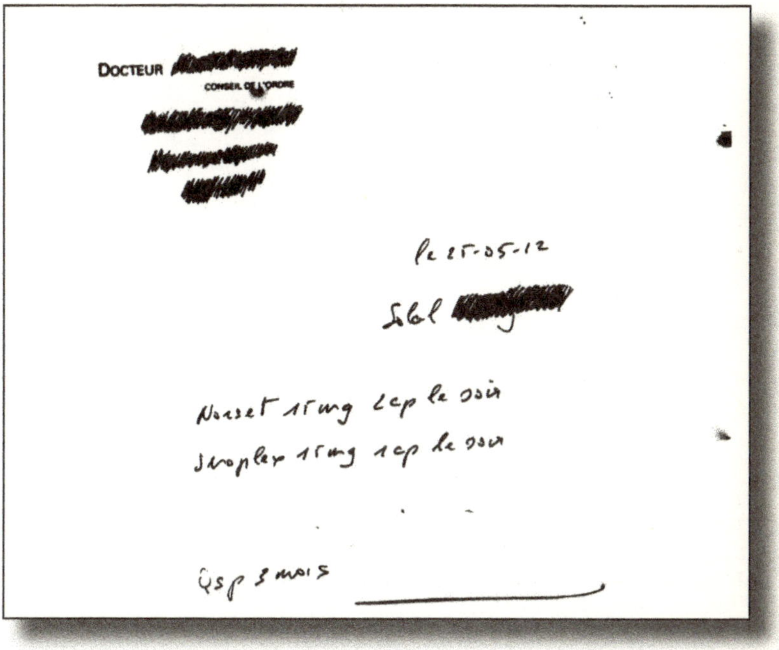

DOCTEUR [redacted]

CONSEIL DE L'ORDRE [redacted]

[redacted]

le 25-05-12

Solal [redacted]

Norset 15 mg 2 cp le soir

Seroplex 15 mg 1 cp le soir

QSP 3 mois

Sur cette ordonnance, on trouve 2 antidépresseurs (Séroplex et Norset) associés pour ce garçon de 18 ans qui se plaint d'insomnies et se sent mal dans sa peau. Cette association est fortement déconseillée, a déjà fait remarquer le pharmacologue. Elle fait courir des risques graves. Par ailleurs, un effet indésirable fréquent du Norset est la prise de poids. Elle peut également donner des neutropénies parfois sévères[1]. Malgré ce traitement de choc, Solal ne se sent guère mieux. «Le matin, dit-il, j'ai un mal fou à me lever, je n'ai envie de voir personne – pas même mes potes – ni de faire quoi que ce soit. Il m'arrive d'émerger vers midi pour aller à l'école. Pour dormir, j'augmente parfois les doses de Norset – à 3 cp le soir – ou de prendre du Stilnox (somnifère) en plus.»

1. Diminution dans le sang du nombre des polynucléaires neutrophiles (globules blancs contribuant à l'élimination des bactéries) par rapport aux valeurs normales.

Ordonnance n° 16

[illegible]cialiste en médecine Générale
Convent[illegible]

56230 QUESTEMBERT

En cas d'[illegible]

Consultations sur rendez-vous uniquement

56230 QUESTEMBERT

Le jeudi 14 juin 2012

ORDONNANCE DUPLICATA

Prescriptions relatives au traitement de l'affection de longue durée reconnue (liste ou hors liste) (AFFECTIONS EXONERANTE)

1. PRAVASTATINE EG 20mg cp pellic : Plq/84 (1 boite)
   1 comprimé le soir après le repas, pendant 8 semaines
2. ENALAPRIL/HYDROCHLOROTHIAZIDE ACTAVIS 20 mg/12,5 mg cp séc : Plq/84 (1 boîte)
   1 comprimé le matin, pendant 12 semaines
3. GLIMEPIRIDE ACCORD HEALTHCARE 2 mg cp : Plq/30 (3 boîtes)
   1 comprimé le matin, pendant 12 semaines
4. NICARDIPINE 50 mg LP 1 matin et soir 8 semaines
5. EUPRESSYL 60 mg gél : Fl/30 (4 boîtes)
   1 gélule le matin et le soir, pendant 8 semaines
6. Aiguilles µfine + : 3/j 8 semaines
7. OXAZEPAM 50 mg 1 le soir 8 semaines
8. VENLAFAXINE ACTAVIS LP 75 mg gél LP Plq/30 (2 boîtes)
   1 gélule le matin, pendant 8 semaines
9. ALPRAZOLAM ARROW 0,50 mg cp séc : Plq/60 (2 boîtes)
   1/2 comprimé le matin, à midi et 1 le soir, pendant 8 semaines
10. NOVORAPID FLEXPEN 100 U/ml sol inj en stylo prérempli : Stylo/5 (1 boîte)
   10 UIs le matin, à midi et 12 le soir avant le repas

Prescriptions SANS RAPPORT avec l'affection de longue durée (MALADIES INTERCURRENTES)

1. FLUIDABAK 1,5 % collyre : Fl/10ml (2 boîtes)
   1 goutte le matin et le soir, pendant 8 semaines
2. FUMAFER 66 mg cp pellic : B/50 (4 boîtes)
   1 comprimé le matin, à midi et le soir, pendant 8 semaines
3. IBUPROFENE ALMUS 200 mg cp pellic : Plq/30 (1 boîte)
   1 comprimé le matin, à midi et le soir, pendant 6 jours
4. DOLIPRANE 1000 mg cp : B/8 (12 boîtes)
   3 comprimés par jour, pendant 1 mois
5. LAMALINE gél : B/16 (6 boîtes)
   1 gélule le matin, à midi et le soir, pendant 4 semaines
6. ESOMEPRAZOLE ARROW 20 mg gél gastrorésis : Plq/28 (2 boîtes)
   1 gélule le soir, pendant 8 semaines

1 antidépresseur (Venlafaxine), 2 somnifères (Alprazolam et Oxazepam), 3 antalgiques, 1 anti-inflammatoire, 2 anti-diabétiques, etc. Un total de 25 comprimés par jour.

Avis de l'expert pharmacologue : *Une ordonnance de surconsommation. La première chose à faire est d'enlever la Venlafaxine, un antidépresseur qui augmente la pression artérielle. Du coup, ce patient absorbe pas moins de 4 médicaments pour combattre l'hypertension artérielle ! À noter également l'association de 2 benzos le soir. Ces 2 molécules ont le même mécanisme d'action, donc leur association ne sera pas plus efficace. Cependant, leurs effets secondaires s'additionnent, notamment l'altération de la vigilance et la majoration du risque de dépression respiratoire d'origine centrale. En plus du risque de dépendance, l'altération de la vigilance peut être particulièrement importante, surtout en association avec la Lamaline par la présence d'opium dans sa composition, et avec l'antidépresseur (Venlafaxine). L'association de Doliprane (paracétamol 1 g × 3/j) et de Lamaline (paracétamol 300 mg, caféine et opium) n'est pas non plus judicieuse, notamment en raison des risques hépatiques.*

Ordonnance n° 17

Consultation tous les jours sur RV
sauf le mercredi

Madame

20/05/1929

Questembert, le 09/04/2012

Prescriptions relatives au traitement de l'affection de longue durée reconnue (liste ou hors liste)
(AFFECTION EXONERANTE)

CLOMIPRAMINE MYLAN 75 1 le soir 2 mois
MEPRONIZINE 1/2 au coucher
TERCIAN 25mg 1/2 au coucher
KARDEGIC 75 mg 1 à midi

Prescriptions SANS RAPPORT avec l'affection de longue durée
(MALADIES INTERCURRENTES)

ADROVANCE 70mg 1 le matin
LEVOTHYROX 75 1 le matin 2 mois
CELIPROLOL 200 1/2 le matin
FORLAX 10g 2 le matin

DEXERYL 1 application le soir

Pour les RV et les visites appeler le matin entre 8h30 et 12h (sauf urgences)
Pour joindre personnellement les medecins telephonez SVP entre 12h30 et 13 h

Association d'un antidépresseur (Clomipramine) avec 2 neuroleptiques (Tercian et Mépronizine), un antihypertenseur, etc.

Avis de l'expert pharmacologue : *L'association Tercian (neuroleptique) et Celiprolol (antihypertenseur) nécessite une surveillance cardiaque renforcée car il existe un risque de majoration de trouble du rythme ventriculaire cardiaque. Également un risque majoré d'hypotension orthostatique. L'association de molécules psychoactives est particulièrement exagérée ici, entraînant les effets adverses suivants : baisse de la vigilance et effet sédatif exagéré par l'association d'un antidépresseur et d'un psychotrope, une association d'hypnotique (Mepronizine) retirée du marché depuis janvier 2012* (l'ordonnance date d'avril 2012 !). *Diminution du seuil épileptogène par l'association Clomipramine/Tercian. Augmentation de la toxicité atropinique du Tercian et de la Clomipramine, ayant comme effets indésirables : bouche sèche, constipation, rétention urinaire, poussée aiguë de glaucome…*

Ordonnance n° 18

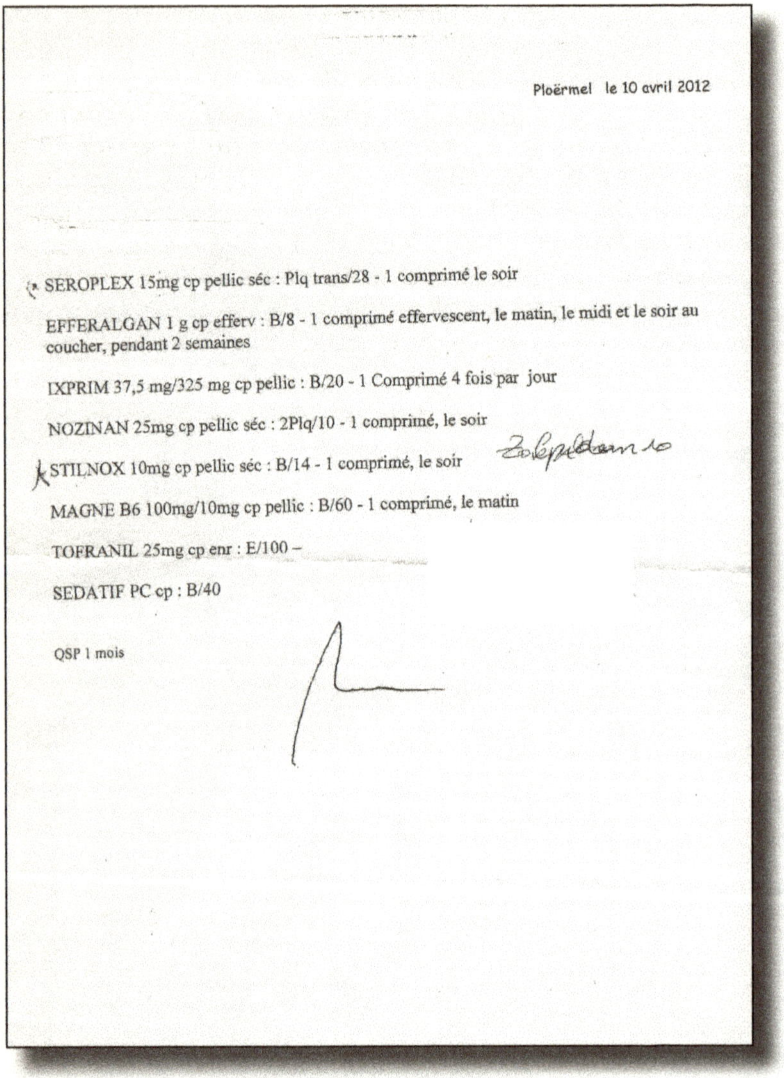
Ploërmel le 10 avril 2012

SEROPLEX 15mg cp pellic séc : Plq trans/28 - 1 comprimé le soir

EFFERALGAN 1 g cp efferv : B/8 - 1 comprimé effervescent, le matin, le midi et le soir au coucher, pendant 2 semaines

IXPRIM 37,5 mg/325 mg cp pellic : B/20 - 1 Comprimé 4 fois par jour

NOZINAN 25mg cp pellic séc : 2Plq/10 - 1 comprimé, le soir

STILNOX 10mg cp pellic séc : B/14 - 1 comprimé, le soir Zolpidem 10

MAGNE B6 100mg/10mg cp pellic : B/60 - 1 comprimé, le matin

TOFRANIL 25mg cp enr : E/100 –

SEDATIF PC cp : B/40

QSP 1 mois

Association de 2 antidépresseurs (Séroplex et Tofranil) avec un neuroleptique (Nozinan), un somnifère (Stilnox) et un anti-douleur opiacé contenant de la codéine (Ixprim).

Avis de l'expert pharmacologue : *C'est une soupe de principes actifs. L'association des deux antidépresseurs expose le patient à des risques graves, potentiellement mortels. Il existe des mises en garde à ce sujet. Aucun praticien ne devrait les ignorer. De plus, l'association Ixprim (paracétamol/tramadol) et Efferalgan (paracétamol) est contre-indiquée car elle entraîne un surdosage en paracétamol, exposant le patient à un risque de toxicité hépatique. L'association du Nozinan et du Seroplex peut entraîner des torsades de pointes et des troubles du rythme cardiaque ventriculaire. L'association de molécules psychoactives est particulièrement exagérée, provoquant les effets adverses suivants : baisse de la vigilance et effet sédatif exagérés, risque de dépendance, diminution du seuil épileptogène par l'association Ixprim/Seroplex/Nozinan, augmentation de la toxicité atropinique du Nozinan et du Tofranil, ayant comme effets indésirables : bouche sèche, constipation, rétention urinaire, poussée aiguë de glaucome…*

Ordonnance n° 19

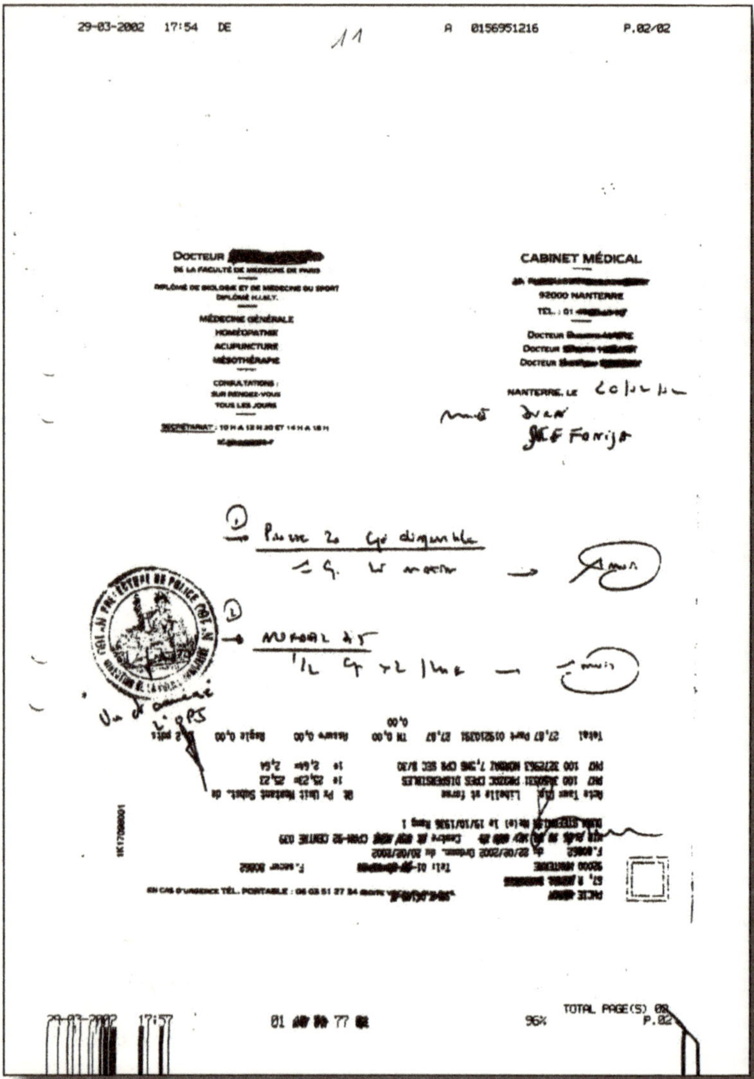

Ordonnance de Richard Durn, auteur d'un massacre au conseil municipale de Nanterre le 26 mars 2002: Prozac + Nordaz (anxiolytique): une prescription banale et sans doute inadaptée pour quelqu'un qui présente des troubles psychiatriques avérés.

Ordonnances n°s 20 et 20 bis

FICHE DE TRAITEMENT

Code Finess : 560002396

DU 23/07/2012 AU 19/08/2012

EHPAD - 053-2 - Secteur :

Caisse :	CNMSS TOULON		76.000 Kg (le 04/07/2012 à 16:20)
Âge :	78 ANS NE(E) LE 16/11/1933	,87.52	Taille : 1.57 M (le 22/04/2010 à 15:19)
Code Sécu. :			IMC : 30.83
Nature ALD :			
Fin de droit le	31/03/2011	93	

ALLERGIE AU BACTRIM !!!!!!

Traitement à évaluer par le médecin

Libellé et commentaires	06h-09h MATIN	09h-11h Matinée	11h-14h MIDI	14h-18h Ap midi	18h-20h SOIR	20h-22h Coucher	22h-06h Nuit	TOTAL	Ordon. du	Ald
SEMAINIER	9.00		7.00		15.00	1.00		TOTAL		
COMPRIMÉ ENROBÉ										
SPASFON Comprimé Boîte de 30 -	2.00		2.00		2.00			6.00	17/07/2012	☐
Tous les jours Jusqu'au 13/08/2012										
COMPRIMÉ PELLICULÉ										
DOMPERIDONE 10MG MYLAN CPR 40 -	2.00		2.00		2.00			6.00	17/07/2012	☐
Tous les 30 jours										
IXPRIM 37,5MG/325MG CPR 20 -			1.00		1.00			2.00	02/04/2012	☐
MIRTAZAPINE 15MG MYLAN CPR 30 -					2.00			2.00	03/02/2012	☑
XATRAL 2,5 mg Comprimé Etui de 30 - (le médecin à preseri 1 comp de xatral 5mg, comme il n'existe pas dans le PSI, rentré 2,5mg, 2comp)					2.00			2.00	12/12/2011	☑
COMPRIMÉ PELLICULÉ SÉCABLE										
PRAVASTATINE 20MG MYLAN CPR SEC 28 -					1.00			1.00	01/07/2011	☑
SEROPLEX 10 mg Comprimé Boîte de 28 -					1.00			1.00	25/04/2012	☑
COMPRIMÉ SÉCABLE										
ALPRAZOLAM 0,25MG MYLAN CPR SEC 30 -	1.00		1.00		1.00			3.00	29/02/2012	☑
PARACETAMOL 1G MYLAN CPR SECABLE 8 - si douleur ou hyperthermie	1.00				1.00			2.00	02/04/2012	☑
SERESTA 50 mg Comprimé Boîte de 20 -						1.00		1.00	03/02/2012	☑
GÉLULE										
MODOPAR 62,5 50 mg/12,5 mg Gélule Etui de 60 -	1.00		1.00					2.00	21/04/2010	☑
PRESTOLE Gélule Boîte de 30 -	1.00							1.00		☑
GÉLULE À LIBÉRATION PROLONGÉE										
MODOPAR LP 125 100 mg/25 mg Gélule LP Boîte de 1 Tube de 60 -					1.00			1.00	12/05/2010	☑
GÉLULE GASTRORÉSISTANTE										
ESOMEPRAZOLE 20 MG BTE 28 EA -					1.00			1.00	01/07/2011	☑
SOLUTION INJECTABLE IM ET BUVABLE										
VITAMINE B12 DELAGRANGE 1 000 µg Injectable et buvable Boîte de 6 Ampoules de 2 ml - une par semaine le vendredi	1.00							1.00	31/05/2012	☑
Tous les jours sauf le(s) Lundi Mardi Mercredi Jeudi Samedi Dimanche										
HORS SEMAINIER	26.00		1.00		2.00			TOTAL		
CRÈME										
DEXERYL Crème Tube de 250 g -	1.00							1.00	26/01/2011	☐

Commentaires	Signature médecin traitant (prescripteur)	Signature autre médecin
PROCHAINE VISITE LE / /20		

Fiche de traitement en portrait (PR) | *lundi 23 juillet 2012* | *09:55:39* | *Page 1 sur 2* | ASC2i

56382 GUER Cedex
02 97.22.01.10 Tél - Fax : 02 97.22.10.43
Code Finess : 560002396

FICHE DE TRAITEMENT

DU 23/07/2012 AU 19/08/2012

EHPAD - 053-2 - Secteur :

Caisse :	CNMSS TOULON	**MEDECIN :**	76.000 Kg (le 04/07/2012 à 16:20)
Âge :	78 ANS NE(E) LE 16/11/1933		Taille : 1.57 M (le 22/04/2010 à 15:19)
Code Sécu. :	-		IMC : 30.83
Nature ALD :			
Fin de droit le	31/03/2011		

ALLERGIE AU BACTRIM !!!!!

Traitement à évaluer par le médecin

Libellé et commentaires	06h-09h MATIN	09h-11h Matinée	11h-14h MIDI	14h-18h Ap midi	18h-20h SOIR	20h-22h Coucher	22h-06h Nuit		Ordon. du	Ald
☐ FORME A DEFINIR DANS MEDICAMENTS										
AIG NOVO NOVOFINE 30G 8MM 100 -	1.00							1.00	04/03/2012	☑
INSUL ACTRAPID 40UI/ML FL 10ML - selon protocole : 0.8<hgt<2 : ne rien faire ; 2<hgt<2.5 : 4 UI ; 2.5<hgt<3 : 6 UI ; 3<hgt<3.5 : 8 UI ; 3.5<hgt<4 : 10 UI ; HGTsupérieure à 4 : 14 UI	<<<< PRESCRIPTION ANTICIPÉE >>>>							0.00	07/04/2011	☑
☐ GEL OPHTALMIQUE										
LACRIGEL 0,2 % Gel opthalmique Tube de 10 g -	1.00				1.00			2.00	21/04/2010	☐
☐ GELÉE ORALE										
LANSOYL FRAMBOISE Gel oral Pot de 225 g - 1 cuillere à soupe	1.00							1.00	31/05/2012	☐
☐ POUDRE POUR SOLUTION BUVABLE										
MOVICOL Poudre pour solution buvable Sachet Boîte de 20 -	2.00							2.00	20/07/2012	☐
KARDEGIC 75 mg Poudre pour solution buvable Boîte de 30 Sachets-dose -			1.00					1.00	21/04/2010	☑
☐ SOLUTION INJECTABLE										
LANTUS 100 Unités/ml Injectable Boîte de 5 Cartouches de 3 ml -	18.00							18.00	31/05/2012	☑
☐ SOLUTION RECTALE										
NORMACOL LAVEMENT Adulte Solution rectale Récipient unidose de 130 ml - 1 voire 2	<<<< PRESCRIPTION ANTICIPÉE >>>>							0.00	20/07/2012	☐
NORMACOL LAVEMENT Adulte Solution rectale Récipient unidose de 130 ml - si besoin	<<<< PRESCRIPTION ANTICIPÉE >>>>							0.00	21/07/2012	☐
☐ SUPPOSITOIRE										
EDUCTYL Adulte Suppositoire Boîte de 12 -	1.00							1.00	21/07/2012	☐
☐ SUSPENSION BUVABLE										
GAVISCON Suspension buvable Boîte de 24 Sachets-doses de 10 ml - Si besoin	1.00				1.00			2.00	31/05/2012	☐

Un total de 42 comprimés à avaler chaque jour pour cet homme de 78 ans présentant une démence et une maladie de Parkinson. 2 antidépresseurs (Seroplex et Mirtazapine), 2 tranquillisants et somnifères (Alprazolam et Séresta, famille des benzodiazépines), 1 neuroleptique (Domperidone)…

Avis de l'expert pharmacologue : *Ce qui choque, c'est la quantité de médicaments, on est en plein délire. Chez une personne âgée et démente, les 2 antidépresseurs et les 2 benzos aggravent la confusion mentale. Le Dompéridone provoque des troubles cardiaques. Il est impossible de manipuler autant de médicaments sans faire de la casse. Un grand nombre devrait être retiré.*

Ordonnance n° 21

FICHE DE TRAITEMENT

DU 23/07/2012 AU 19/08/2012

EHPAD - 010-1 - Secteur :

Caisse :	MSA MORBIHAN	**MEDECIN :**	62.500 Kg (le 06/07/2012 à 14:44)
Âge :	87 ANS NE(E) LE 26/02/1925		Taille : 1.75 M (le 26/02/2010 à 18:41)
Code Sécu. :			IMC : 20.41
Nature ALD :			
Fin de droit le	31/12/2014	6.93	

Traitement à évaluer par le médecin

Libellé et commentaires	06h-09h MATIN	09h-11h Matinée	11h-14h MIDI	14h-18h Ap midi	18h-20h SOIR	20h-22h Coucher	22h-06h Nuit		Ordon. du	Ald
SEMAINIER	7.00		2.50		5.00	1.00		TOTAL		
☐ COMPRIMÉ PELLICULÉ										
CRESTOR 10MG CPR 30 -	1.00							1.00	29/04/2010	☑
ARICEPT 10 mg Comprimé Boîte de 28 -					1.00			1.00	29/12/2008	☑
☐ COMPRIMÉ PELLICULÉ SÉCABLE										
HL **RISPERIDONE 1MG MYLAN CPR SEC 60 - A STOPPER SI TROP SOMNOLENT et voir l'évolution + si agressif passer à un matin et deux le soir**	1.00					1.00		2.00	25/01/2012	☑
☐ COMPRIMÉ SÉCABLE										
ALPRAZOLAM BIOGARAN 0,25 mg Comprimé Boîte de 1 Flacon de 30 - A STOPPER SI TROP SOMNOLENT	1.00		0.50		1.00			2.50	20/09/2011	☑
LAMISIL 250 mg Comprimé Boîte de 28 -	1.00							1.00	02/05/2012	☐
☐ GÉLULE										
DAFALGAN 500 mg Gélule Boîte de 16 -	2.00		2.00		2.00			6.00	10/11/2010	☐
☐ GÉLULE À LIBÉRATION PROLONGÉE										
HL **VENLAFAXINE LP 75MG MYLAN GELULE30 - si depression à distance de la fièvre**	1.00							1.00	25/01/2012	☑
☐ GÉLULE GASTRORÉSISTANTE										
OMEPRAZOLE 20MG MYLAN GELULE 28 - que si reflux de l'estomac					1.00			1.00	29/04/2010	☑
☐ VERNIS À ONGLES MÉDICAMENTEUX										
LOCERYL 5 % Vernis à ongles Flacon de 2.5 ml - DEUX FOIS PAR SEMAINE	<<<< PRESCRIPTION ANTICIPÉE >>>>							0.00	02/05/2012	☐
HORS SEMAINIER	3.00							TOTAL		
☐ GEL										
HL **KETOCONAZOLE 2% MYL GEL SACHET 8 -**	<<<< PRESCRIPTION ANTICIPÉE >>>>							0.00	25/01/2012	☐
☐ POUDRE POUR SOLUTION BUVABLE										
KARDEGIC 75 mg Poudre pour solution buvable Boîte de 30 Sachets-dose -	1.00							1.00	16/01/2009	☑
MACROGOL 4000 10G MYLAN SACHET 20 - UN JOUR SUR DEUX	1.00 Tous les 2 jours							1.00	31/05/2012	☐

1 antidépresseur (Venlafaxine), 1 neuroleptique (Risperdone), 1 tranquillisant (Alprazolam), chez cette femme de 87 ans atteinte de la maladie d'Alzheimer.

Avis de l'expert pharmacologue : *Les trois psychotropes (antidépresseur, neuroleptique et tranquillisant) aggravent les troubles cognitifs, les symptômes confusionnels, et donc la démence d'Alzheimer.*

Ordonnance n° 22

FICHE DE TRAITEMENT

Mme

DU 23/07/2012 AU 19/08/2012

EHPAD - 009-1 - Secteur :

Code Finess : 560002396

Caisse :	**MSA MORBIHAN**	**MEDECIN :**	72.500 Kg (le 02/07/2012 à 17:24)
Âge :	**82 ANS NE(E) LE 25/04/1930**	2	Taille : 1.47 M (le 26/02/2010 à 18:38)
Code Sécu. :			IMC : 33.55
Nature ALD :	A	P	
Fin de droit le	**30/09/2016**	T 30	

Traitement à évaluer par le médecin

Libellé et commentaires	06h-09h MATIN	09h-11h Matinée	11h-14h MIDI	14h-18h Ap midi	18h-20h SOIR	20h-22h Coucher	22h-06h Nuit		Ordon. du	Ald
SEMAINIER	3.50		1.00	1.00	4.50	0.50		TOTAL		
COMPRIMÉ										
ADROVANCE 70MG/5 600UI CPR 4 - 1 cp le dimanche matin : 1/2 h avant le repas	1.00							1.00	20/03/2012	☑
Tous les jours sauf le(s) Lundi Mardi Mercredi Vendredi Samedi										
COMPRIMÉ ORODISPERSIBLE										
RISPERDALORO 0,5MG CPR 28 -	1.00				1.00			2.00	27/03/2012	☑
COMPRIMÉ PELLICULÉ										
EBIXA 10 mg Comprimé Boîte de 56 -	1.00				1.00			2.00	27/09/2011	☑
COMPRIMÉ PELLICULÉ À LIBÉRATION PROLONGÉE										
OXYCONTIN LP 10 (dix) mg Comprimé LP Boîte de 28 (vingt huit) - 1 le matin à 8h	1.00							1.00	20/03/2012	☑
OXYCONTIN LP 5MG CPR 28 - un le soir à 20h					1.00			1.00		☑
COMPRIMÉ SÉCABLE										
ALPRAZOLAM 0,25MG MYLAN CPR SEC 30 -	1.00		1.00	1.00				3.00	20/02/2012	☑
SOTALOL MYLAN 80 mg Comprimé Boîte de 30 -	0.50				0.50			1.00	27/09/2011	☑
SERESTA 50 mg Comprimé Boîte de 20 -						0.50		0.50		☑
GÉLULE GASTRORÉSISTANTE										
ESOMEPRAZOLE 40 mg boîte de 28 EA -					1.00			1.00	01/07/2011	☑
HORS SEMAINIER	3.00		1.00		2.00			TOTAL		
COLLYRE EN SOLUTION										
TRAVATAN 40 µg/ml Collyre Etui de 1 Flacon de 2.5 ml - 2 yeux					1.00			1.00	15/02/2004	☑
POUDRE POUR SOLUTION BUVABLE										
DOLIPRANE 1 000MG SACHET 8 -	1.00		1.00		1.00			3.00	03/10/2011	☑
FORLAX 10 g Poudre pour solution buvable Boîte de 20 Sachets-dose -	1.00							1.00	06/11/2011	☑
SOLUTION POUR LAVAGE OPHTALMIQUE										
DACRYOSERUM Solution ophtalmique Boîte de 20 Récipients unidoses de 5 ml -	1.00							1.00	23/02/2004	☑

Commentaires	Signature médecin traitant (prescripteur)	Signature autre médecin
PROCHAINE VISITE LE / /20		

Fiche de traitement en portrait (PR) : A — *lundi 23 juillet 2012* | *09:56:16* | *Page 1 sur 1* | ASC2i-

Femme de 82 ans présentant une démence évoluée. 1 neuroleptique (Risperdaloro), 1 traitement contre la démence (Ebixa), 2 benzodiazépines (Séresta et Alprazolam), un anti-arythmique (Sotalol).

Avis de l'expert pharmacologue : *Les 2 benzos aggravent les symptômes de démence, l'Ibixa n'a pas d'efficacité démontrée, le neuroleptique augmente les risques de mortalité, le Sotalol est un anti-arythmique difficile à manipuler. 18 comprimés par jour à avaler. À quoi servent tous ces médicaments ?*

Ordonnance n° 23

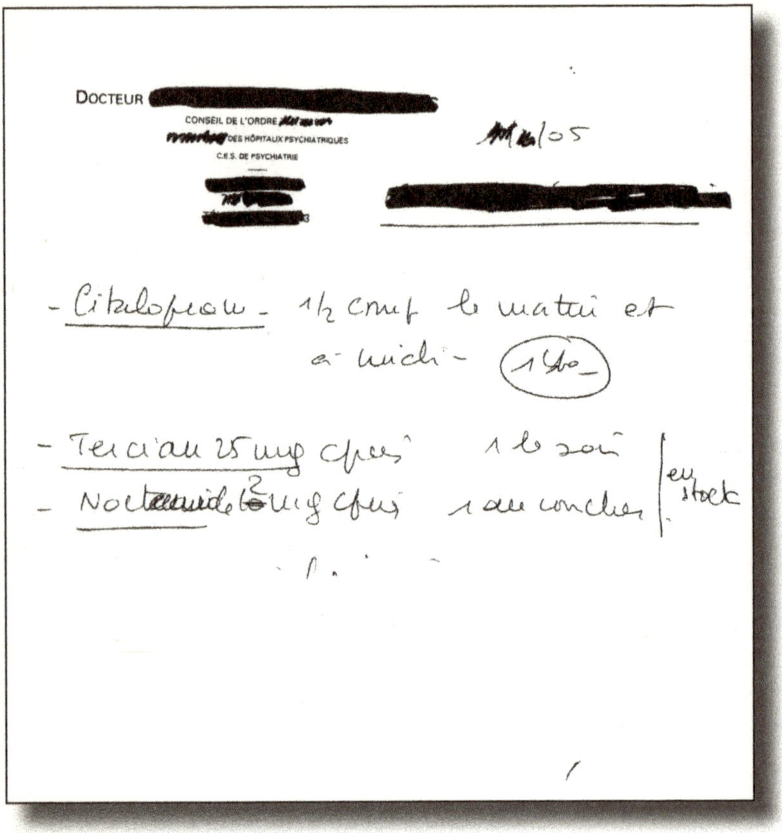

DOCTEUR [redacted]

CONSEIL DE L'ORDRE [redacted]

[redacted] DES HÔPITAUX PSYCHIATRIQUES

C.E.S. DE PSYCHIATRIE

[redacted]

[redacted]/05

- Citalopram - 1/2 cp le matin et à midi - (1 bo_)
- Tercian 25 mg cp 1 le soir
- Noctamide 2 mg cp 1 au coucher

en stock

Ce garçon de 25 ans tragiquement disparu n'a pu être hospitalisé faute de place dans les hôpitaux ou cliniques. La famille a porté plainte contre le médecin pour non-assistance à personne en danger. Elle considère également qu'il n'était pas suicidaire avant de prendre son traitement comprenant un antidépresseur (Citalopram), un neuroleptique (Tercian) et un somnifère (Noctamide, *cf.* p. 177).

Remerciements

À Yves Le Caignec, Hélène Sara-Naya et Mme Claire, M. Murti, Basile, Vince Parker, et à tous ceux qui m'ont aidé et soutenu dans ce projet.

Une pensée spéciale pour Jules, Sandra, Lisa et Gabriella.

Toute ma gratitude aux docteurs Alain Bottero, Jean-Jacques Aulas, Arnaud Venet, Dominique Servant, Lionel Coudron, Christophe André, ainsi qu'aux professeurs Pascal-Henri Keller et Patrick Martin.

Table

Avertissement 5
Avant-propos 7

1. Un homme bien 13
2. To be or not to bipolaire 35
3. Trous noirs 49
4. Bébés par la fenêtre 63
5. Mortelle camisole 77
6. L'énigme de Sceaux 89
7. Ordonnances : on empile ! 103
8. Des ados accros 117
9. Le potage des vieux 135
10. Richard Durn et les autres 143
11. Alerte à l'Alzheimer 155
12. Suicides sur ordonnance 171
13. Pour une écologie du cerveau 207

Annexes 225
Remerciements 261

Cet ouvrage a été composé
par Atlant' Communication
au Bernard (Vendée)

Impression réalisée par

CPI
BRODARD & TAUPIN

La Flèche
en octobre 2012
pour le compte des Éditions de l'Archipel
département éditorial
de la S.A.S. Écriture-Communication

Imprimé en France
N° d'impression : 69583
Dépôt légal : octobre 2012